⇒脳トレ・介護予防に役立つ

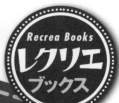

Recrea Books
レクリエ
ブックス

まちがいさがし
昭和の商店街編

公立諏訪東京理科大学 教授
（応用健康科学・脳科学）
原菊紀　監修

世界文化社

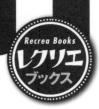

脳トレ・介護予防に役立つ

まちがいさがし
昭和の商店街編

CONTENTS

まちがいさがしは、脳を活性化させる！

脳は、いくつになっても成長し続けることを、ご存じですか？　鍛えれば活性化し、その働きがよくなっていくことは、脳科学で実証されています。脳神経科学と応用健康科学に詳しい、篠原菊紀先生にお話を伺いました。

■年を取っても脳は鍛えられる

スウェーデンのカロリンスカ研究所が、1260人の60〜77歳の高齢者を2つのグループに分け、一方には脳トレ、運動や食事の指導、血圧などの健康管理を行い（以下、A）、もう一方には健康相談のみを行った（以下、B）研究データがあります。

2年後、AとBの2つのグループの脳の働きを調べる「認知機能テスト」を行いました。その結果、Bの点数を100とすると、Aの点数を100とすると、125になっていました。特に、記憶や情報を一時的に保ったまま、何らかの作業を行う「実行機能テスト」の点数は、Bを100とすると、Aは183と大きな差を示しました。このデータからもわかる通り、脳は年を取っても鍛えられます。そして、その効果はとても大きいのです。

■脳を元気にする、4つの方法

① 頭をしっかり使う

・記憶や情報を一時的に保持しながら、何らかの作業を行う、ワーキングメモリという機能を鍛えることが重要です。高齢者でも、この機能を鍛えることで、脳の力を全般的に伸ばすことができます。

② 身体をしっかり動かす

・有酸素運動や筋トレは、脳細胞を増やします。また、家事による運動が多い人はアルツハイマー病になりにくいといった研究データもあります。

③ 食事に気をつける

・生活習慣病の予防や治療に効果のある食事が、脳を守り、鍛えるうえでも役立ちます。魚、野菜、鶏肉、果物、木の実を多くとり、脂肪の多い食品などは少なめにしましょう。

④ 積極的に人と関わる

・人との関わりが脳を活性化します。

脳の構造

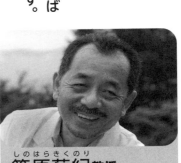

脳の働き

①前頭葉
思考、運動、言語を発する。

②前頭前野
前頭葉にある部分。考えること、コミュニケーションや感情のコントロール、意思の決定、行動の抑制、注意や意識などをつかさどる。パズルやぬり絵などに取り組むと、特に活性化する。

③体性感覚野

④頭頂葉
手足などの知覚。動きの知覚。計算をするときにも働く。

⑤側頭葉
聴覚、認識、意味・言葉を聞き分ける。文字や言葉を使ったパズルで言語野を刺激。

⑥後頭葉
視覚、イメージを働かせる。絵や図形などを注意深く見る行為が刺激する。

⑦小脳
運動調節、言語や思考などの知的な処理においても大きな働きをする。

しのはらきくのり
篠原菊紀 教授
公立諏訪東京理科大学
（応用健康科学・脳科学）

東京大学、同大学院博士課程（健康教育学）等を経て、現在、公立諏訪東京理科大学教授。テレビや雑誌、NPO活動などを通じ、脳科学と健康科学の社会応用を呼びかけている。

■まちがいさがしの効果

まちがいさがしを解くには、まずしっかり見ることが必要です。このとき、注意力に関連する前頭前野や、視覚処理に関連する後頭葉が活動を高めます。また絵や図形を覚えようとすると、映像的なワーキングメモリが使われ、右の前頭前野や、記憶に関連する海馬が活動を高めます。

全体の50〜75%くらいできると、やる気や意欲に関わる線条体の活動が高まります。全問解かなくても大丈夫。好きな問題から解いていってください。できることをできるように続けていくことが脳には大切です。

引きこもらず、積極的に外出しましょう。

まちがいさがしを解いて「ビー玉」に色をぬろう！

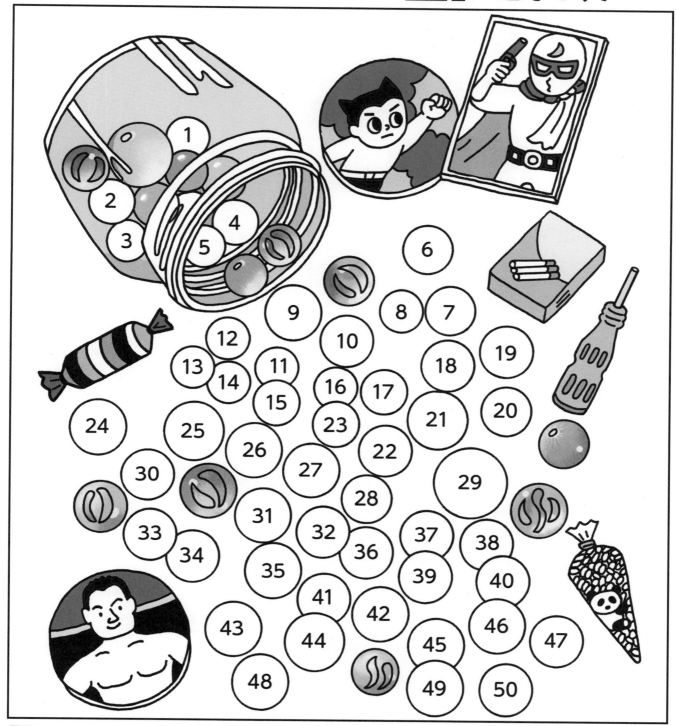

全部見つけたら、5ページの **1** をぬりましょう

この本の使い方

★達成度を実感！ 解けたら、ビー玉を
ぬりましょう！
解けたパズルの番号の数字が書かれた
ビー玉を上のイラストから見つけて、好
きな色でぬってください。

★まちがいさがしは、コピーして
複数人で楽しんでいただけます。

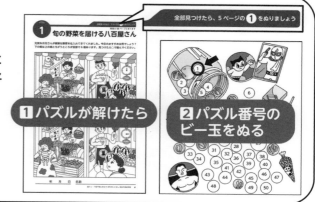

1 パズルが解けたら

2 パズル番号の
ビー玉をぬる

旬の野菜が並ぶ八百屋さん

毎日、新鮮な野菜や果物が並ぶ八百屋さん。「今日はすいかがお買い得だよ！」。
下の絵は上の絵とちがうところが全部で 6 個あります。見つけたら○で囲んでください。

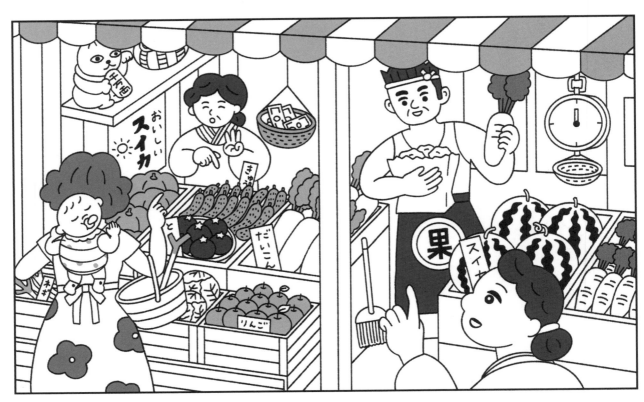

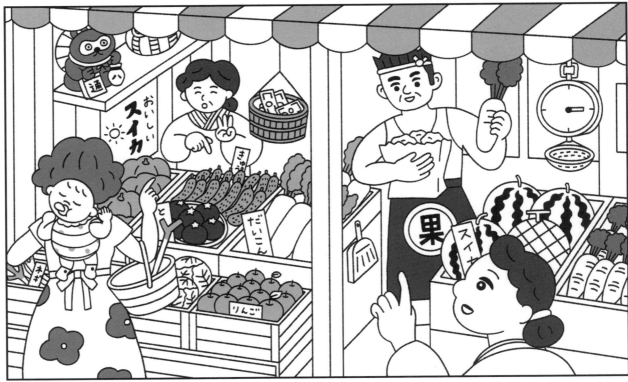

年　　月　　日　　名前

甘味処は青春の思い出

学校帰りの甘味処。楽しいおしゃべりに花が咲きました。いつになってもよい思い出です。
右の絵は左の絵とちがうところが全部で 6 個あります。見つけたら○で囲んでください。

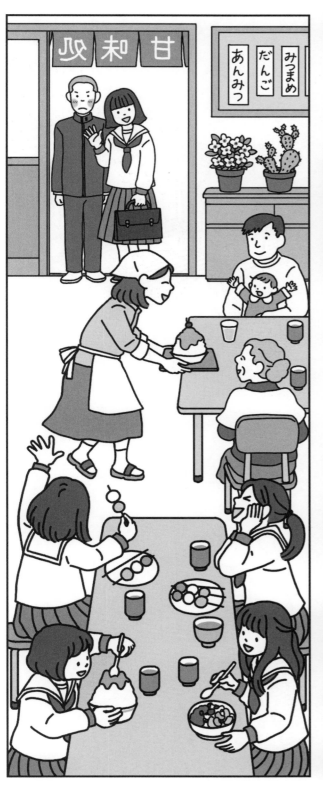
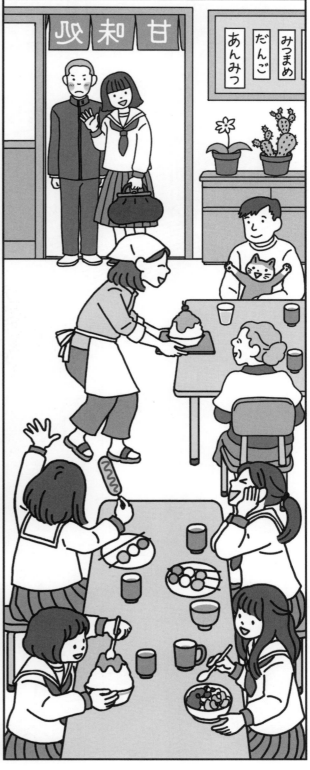

年　　　月　　　日　　　名前

流行発信はレコード屋さんから

ロック、フォーク、歌謡曲。流れる曲に夢が広がり、スターの写真に心おどりました。
右の絵は左の絵とちがうところが全部で 6 個あります。見つけたら○で囲んでください。

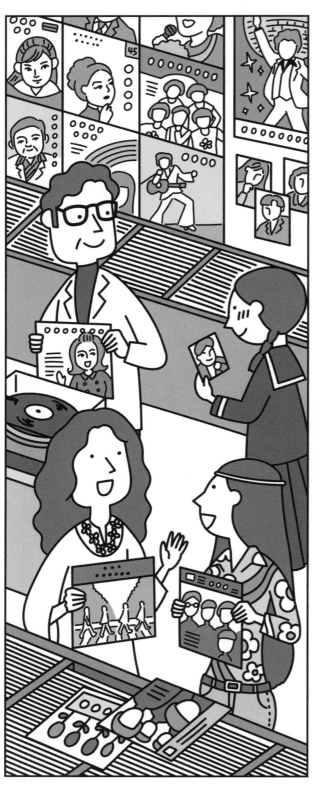
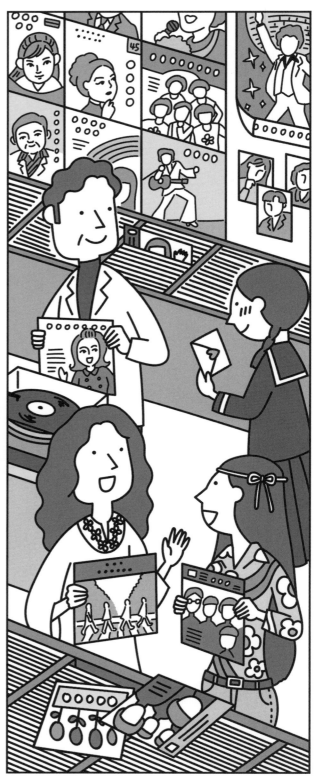

年　　　月　　　日　　　名前

商店街の社交場、床屋さん

ひげ
髭をそるためだけに、毎日通う紳士もいましたね。気持ちがよくて、うとうとすることも。
下の絵は上の絵とちがうところが全部で6個あります。見つけたら○で囲んでください。

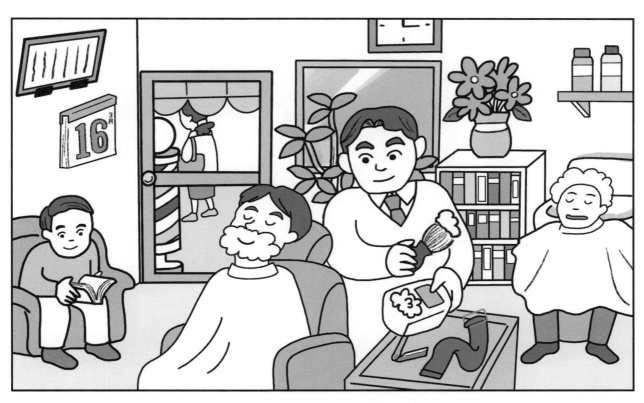

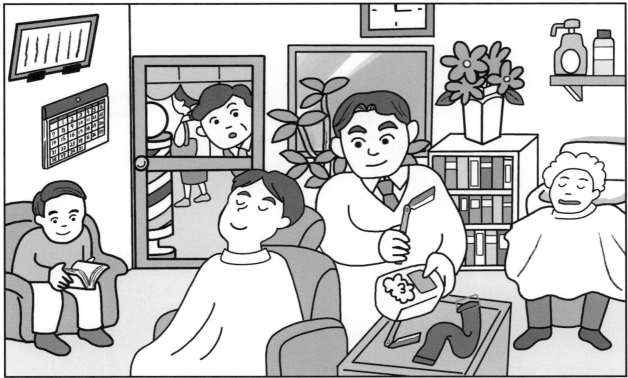

年　　月　　日　　名前

鮮度が命の魚屋さん

「いらっしゃい。今日はとびきりいい鯛があるよ！」。店主の威勢（いせい）のよい声が響きます。
右の絵は左の絵とちがうところが全部で 6 個あります。見つけたら○で囲んでください。

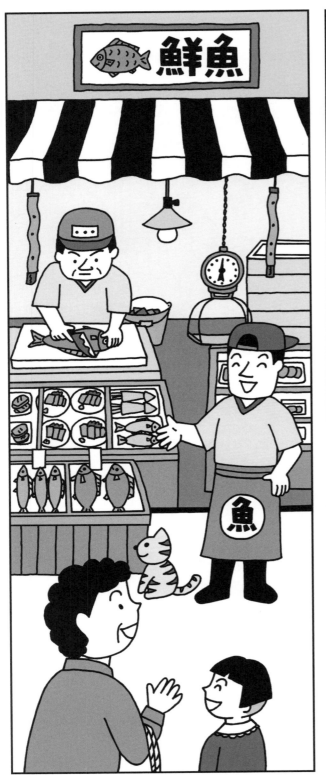
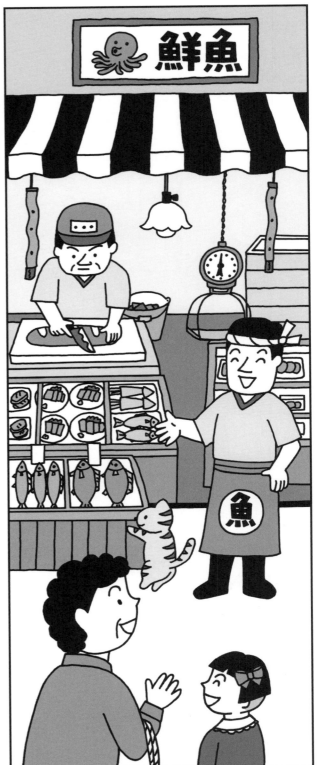

年　　　月　　　日　名前

路地裏は子どもたちの遊び場

メンコ、ゴム跳び、けんけんぱ。子どもたちは路地裏で、時間を忘れて遊びました。
右の絵は左の絵とちがうところが全部で 6 個あります。見つけたら○で囲んでください。

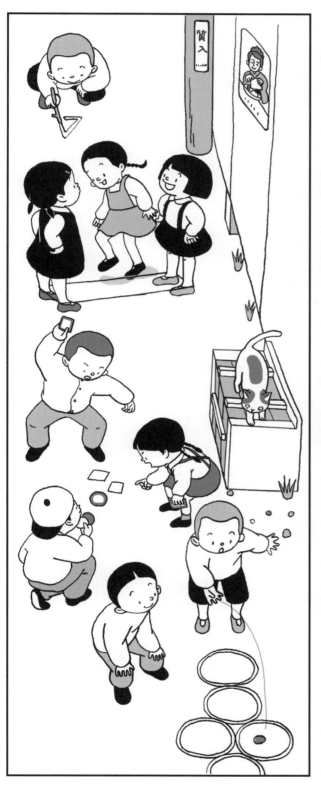
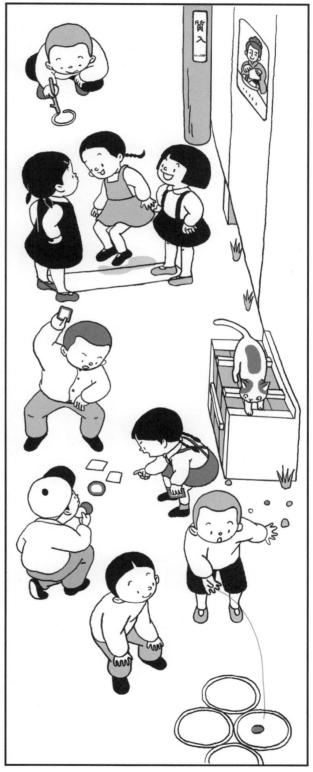

年　　　月　　　日　　名前

サラリーマンのオアシス、焼き鳥屋さん

仕事終わりにちょっと一杯。高度経済成長期を支えたサラリーマンの楽しみでした。
下の絵は上の絵とちがうところが全部で 6 個あります。見つけたら○で囲んでください。

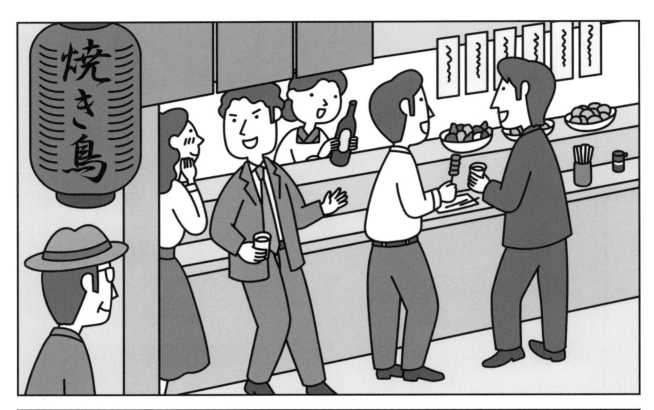

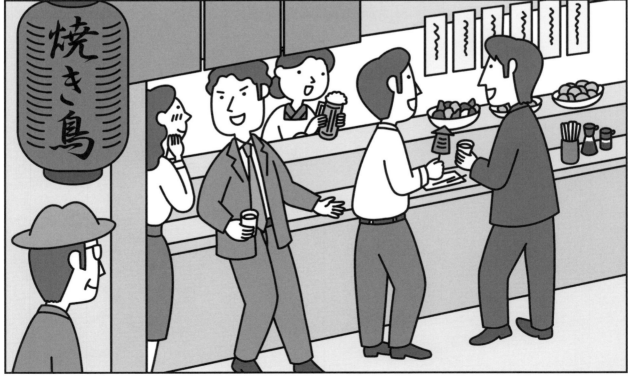

年　　月　　日　　名前

何でもそろう金物屋さん

フライパンを買いに行ったのに、「あれも必要だった」。ついつい他の物も買っちゃいます。
右の絵は左の絵とちがうところが全部で 7 個あります。見つけたら○で囲んでください。

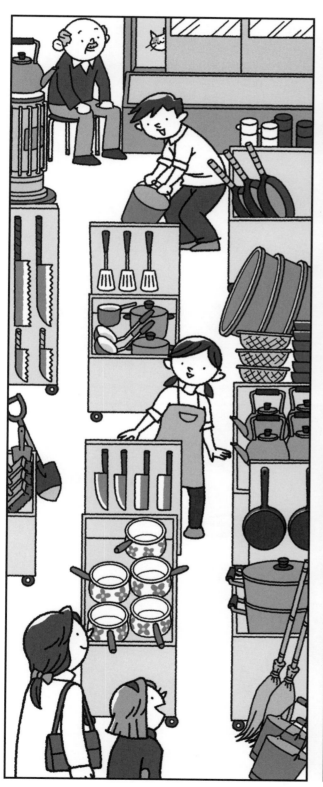
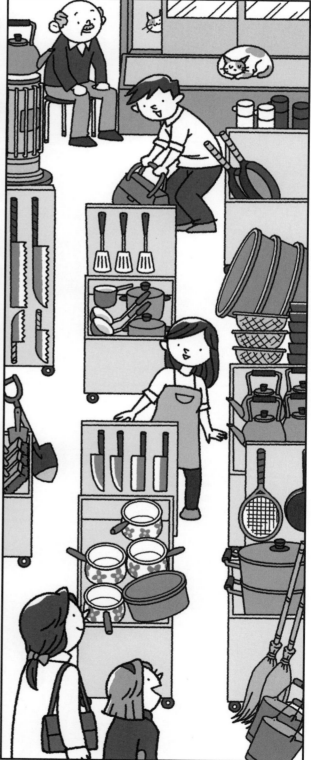

年　　月　　日　　名前

夏の風物詩、金魚屋さん

暑い夏、大きなリヤカーに水槽（すいそう）をのせて、きれいな金魚と一緒に涼を運んできてくれました。
下の絵は上の絵とちがうところが全部で 7 個あります。見つけたら○で囲んでください。

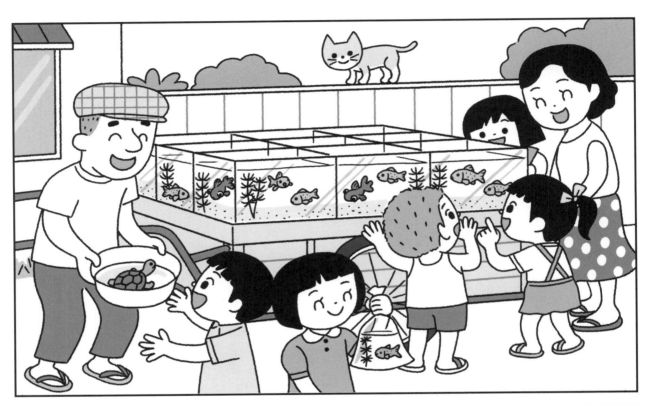

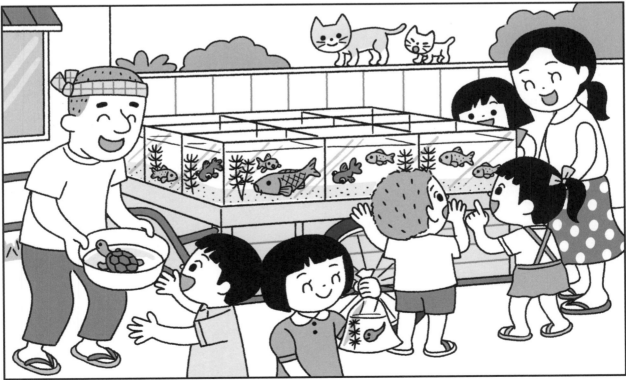

年　　月　　日　　名前

町を見守るたばこ屋さん

町角に必ずあった小さなお店。おばあちゃんが座っていて、町や子どもを見守っていました。
右の絵は左の絵とちがうところが全部で 7 個あります。見つけたら○で囲んでください。

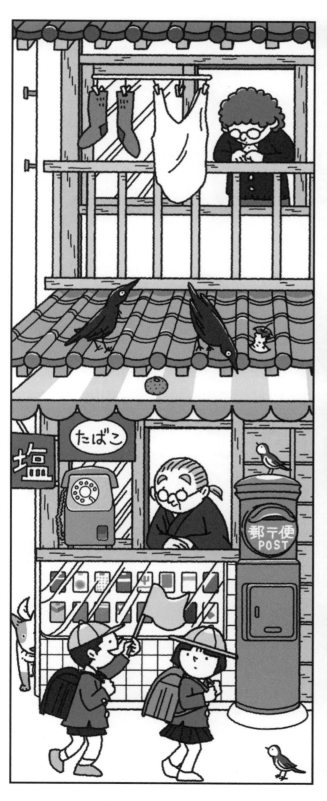
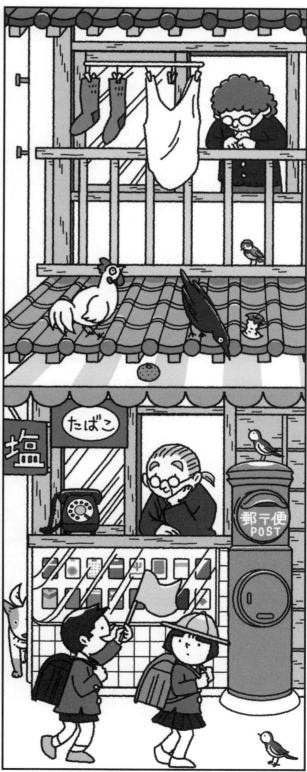

年　　月　　日　　名前

11

全部見つけたら、5ページの **11** をぬりましょう

解答は 57 ページにあります

お惣菜も大人気の肉屋さん

給料日はすき焼きの肉が飛ぶように売れました。あげたてのコロッケやメンチカツも大人気。
下の絵は上の絵とちがうところが全部で 7 個あります。見つけたら○で囲んでください。

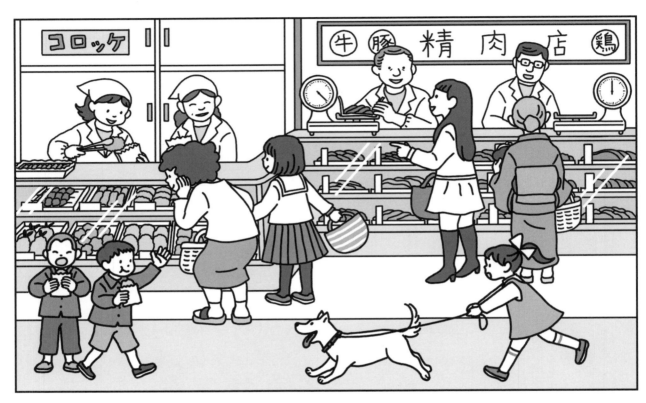

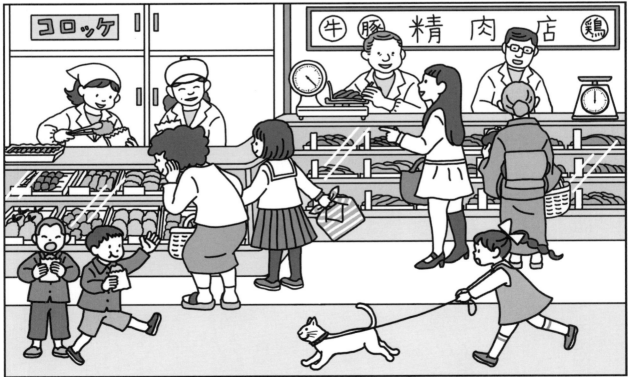

年　　月　　日　　名前

パズル⑫ 夏の一大イベント、七夕祭り

今日は楽しい七夕祭り。商店街には屋台が並び、笹飾りや吹き流しが風にゆれています。
右の絵は左の絵とちがうところが全部で7個あります。見つけたら○で囲んでください。

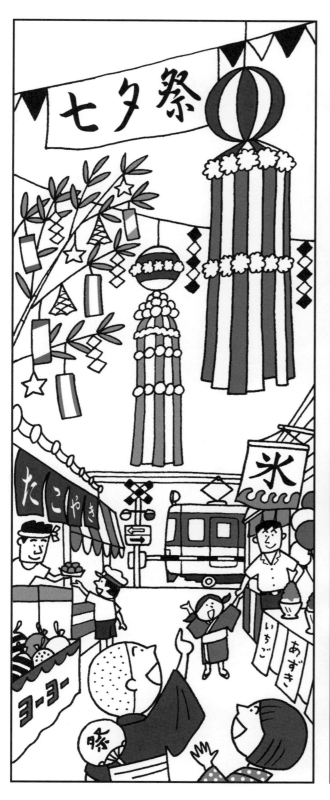
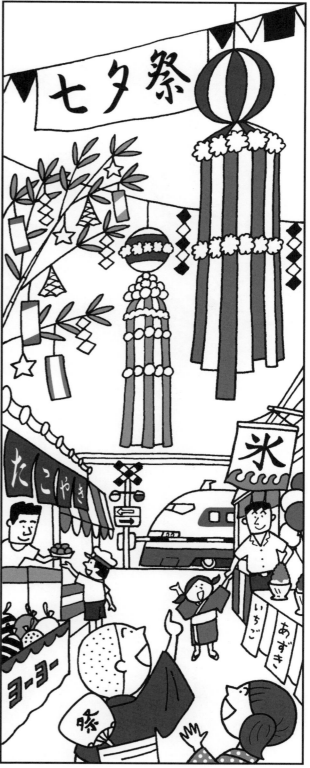

年 月 日 名前

記念の一枚を写真館でパチリ

節目には、家族みんなでおしゃれしてお出かけ。成長の記録と大切な思い出を残しました。
下の絵は上の絵とちがうところが全部で7個あります。見つけたら○で囲んでください。

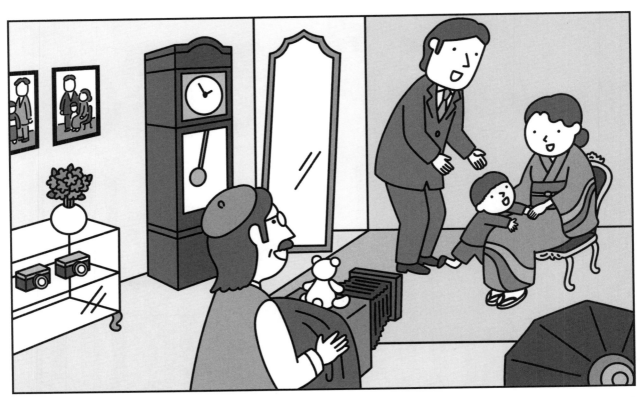

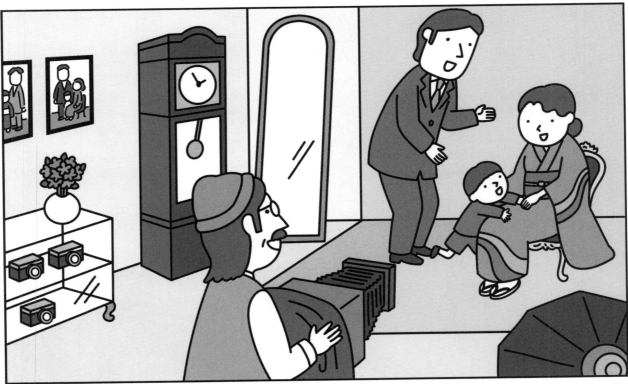

年　　月　　日　　名前

14 町の頼れる自動車修理工場

自転車、オート三輪、オートバイ。大切なマイカーをていねいに修理してくれましたね。
下の絵は上の絵とちがうところが全部で 7 個あります。見つけたら○で囲んでください。

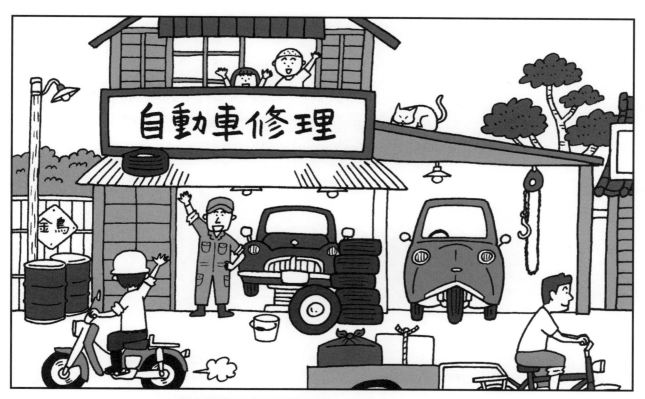

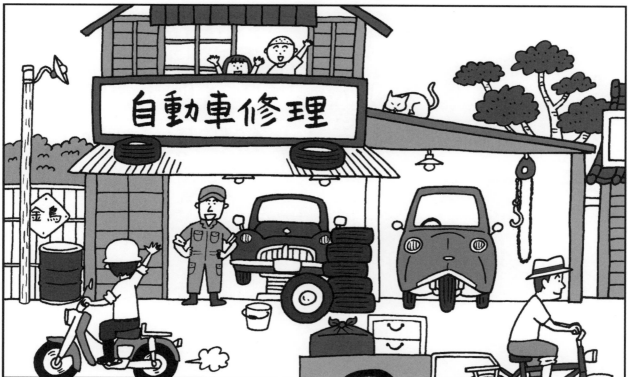

年　　月　　日　　名前

いつも満員! 町の食堂

町の食堂は安くて絶品のメニューばかり。ボリューム満点で、働く人たちの味方でした。
下の絵は上の絵とちがうところが全部で 8 個あります。見つけたら○で囲んでください。

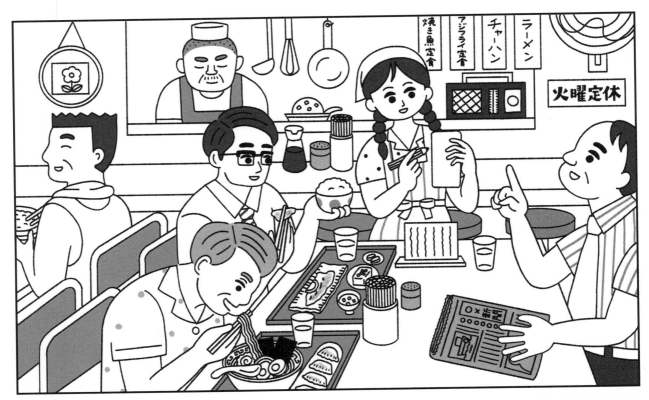

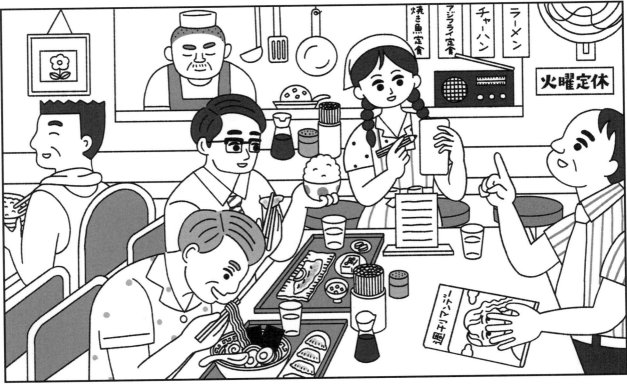

年　　月　　日　名前

全部見つけたら、5ページの **16** をぬりましょう

解答は 58 ページにあります

一日の疲れを洗い流す銭湯

銭湯は町の大事な社交場でした。皆で熱い風呂に浸かっていると、自然と話もはずみます。
下の絵は上の絵とちがうところが全部で8個あります。見つけたら○で囲んでください。

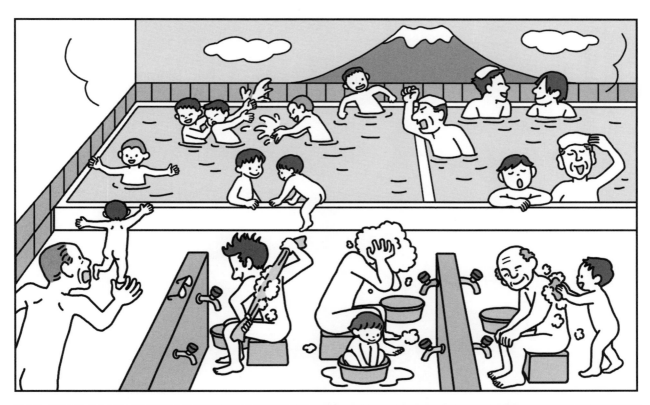

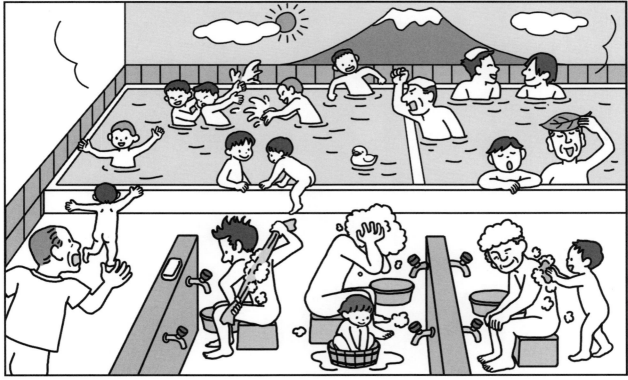

年　　　月　　　日　　名前

あこがれがつまった電器屋さん

白黒テレビ、冷蔵庫、洗濯機。「三種の神器」が並ぶ店頭には大勢の人が集まっていました。
下の絵は上の絵とちがうところが全部で 8 個あります。見つけたら○で囲んでください。

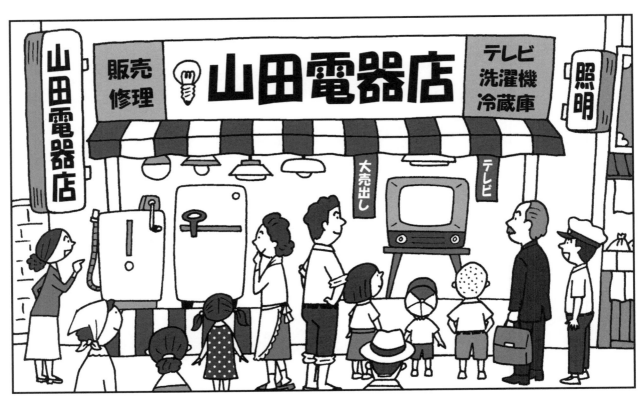

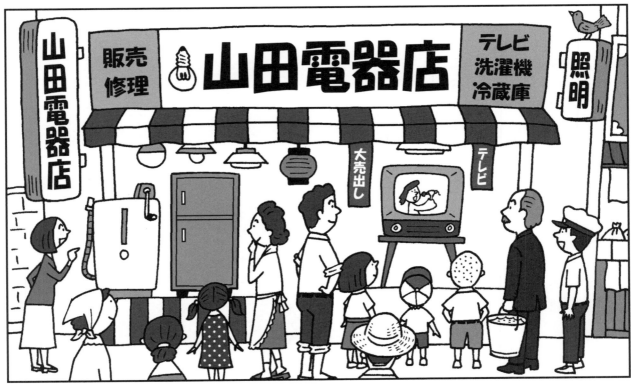

年　　　月　　　日　　名前

パズル **18** 夏真っ盛り、涼を届ける氷屋さん

家や商店まで氷と涼しい風を運んでくれます。大きな氷をノコギリで切っていました。
右の絵は左の絵とちがうところが全部で 8 個あります。見つけたら○で囲んでください。

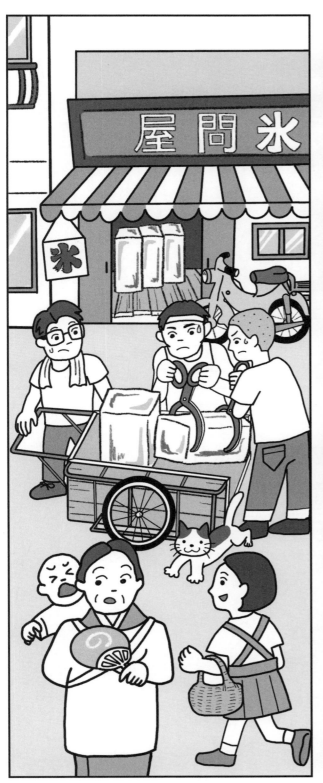
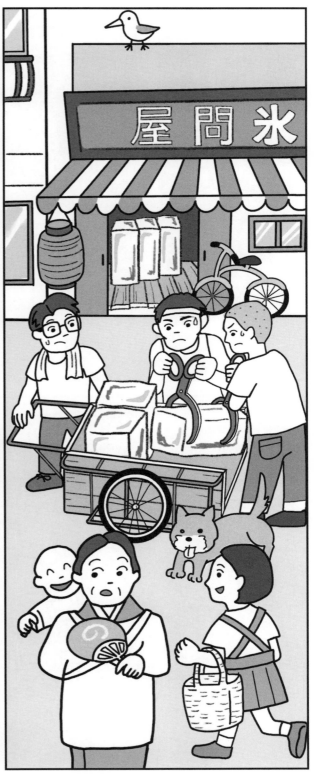

年　　月　　日　　名前

ボンネットバスが走る町並み

バスがせまい商店街を走り抜けていきます。女性の車掌さんが切符を切っていました。
下の絵は上の絵とちがうところが全部で 8 個あります。見つけたら○で囲んでください。

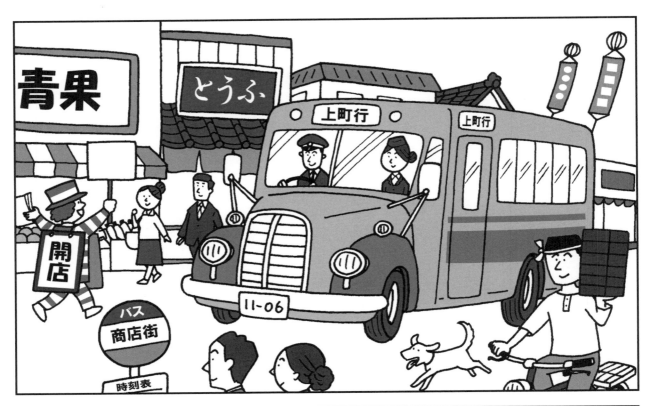

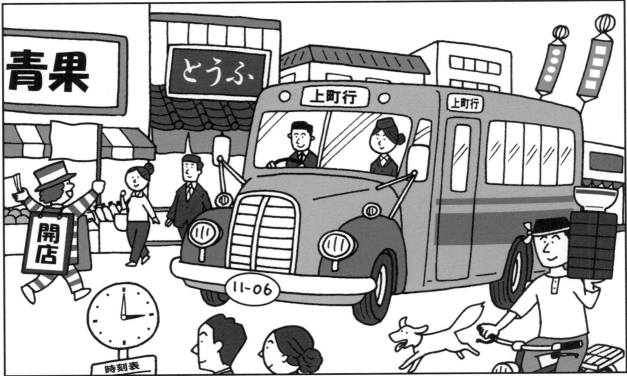

年　　月　　日　　名前

パズル **20** 手焼きがうれしいせんべい屋さん

店先に広がるしょうゆの香りに吸い寄せられて、ついつい「おじさん、1枚ください」。
下の絵は上の絵とちがうところが全部で8個あります。見つけたら○で囲んでください。

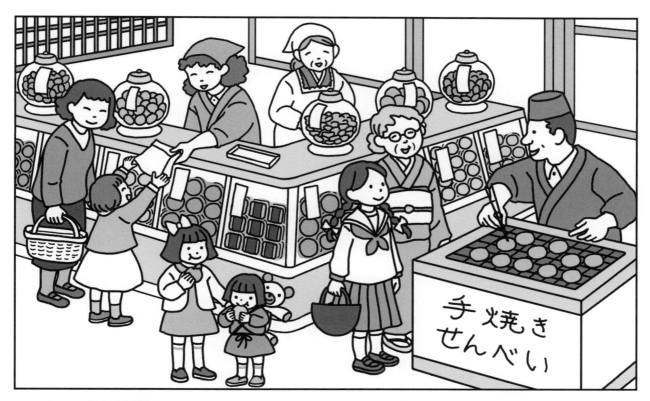

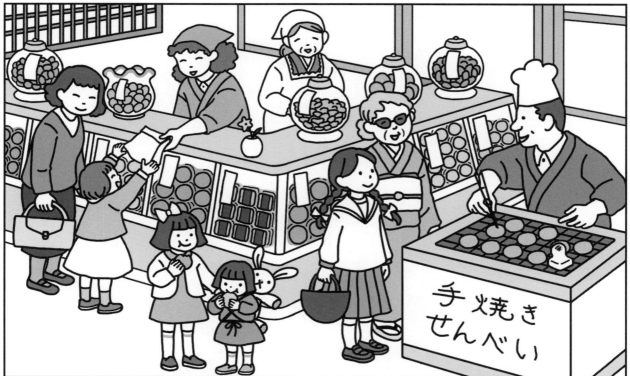

年　　月　　日　　名前

パズル **21** 赤いポストが目印の郵便局

どこへでも手紙を届けてくれる郵便だけでなく、貯金や保険でもお世話になりましたね。
右の絵は左の絵とちがうところが全部で 8 個あります。見つけたら○で囲んでください。

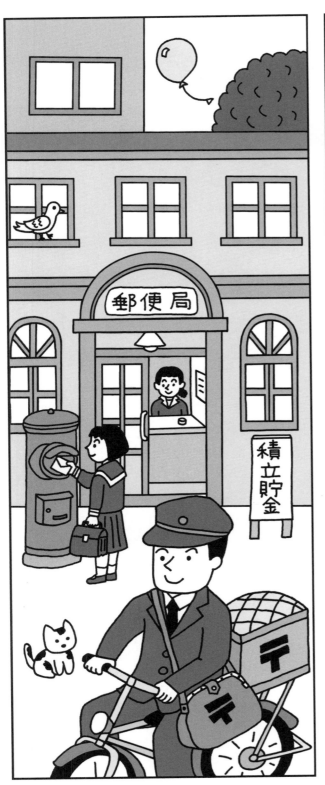
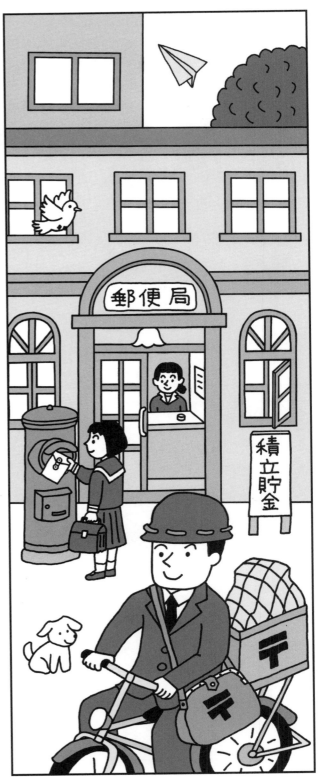

年　　月　　日　名前

心ときめく洋服屋さん

ショーウインドウに飾られた洋服に胸がわくわく！　おしゃれ心がくすぐられました。
下の絵は上の絵とちがうところが全部で9個あります。見つけたら○で囲んでください。

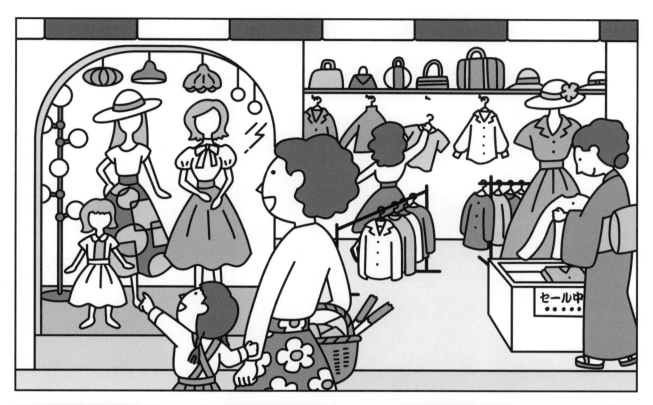

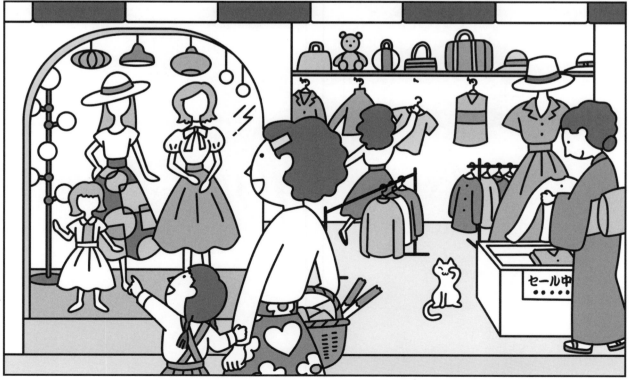

年　　　月　　　日　名前

アイスキャンデーは大人気!

「カラン、カラン」とおじさんが鳴らす鐘の音に子どもたちが集まる、夏の風物詩でした。
右の絵は左の絵とちがうところが全部で 9 個あります。見つけたら○で囲んでください。

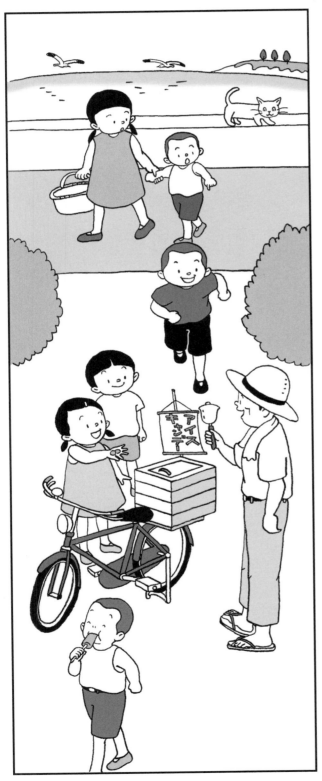
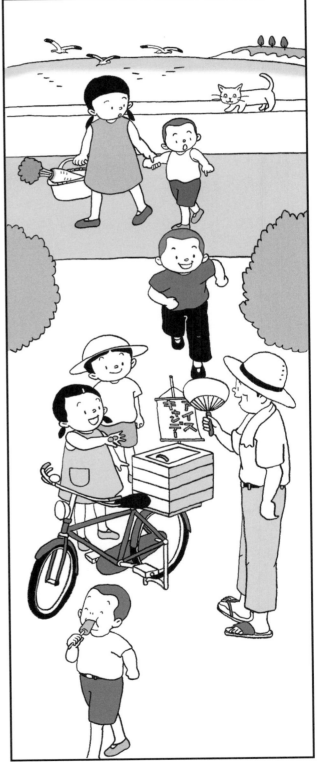

年　　月　　日　　名前

生活を支えるお米屋さん

お米だけでなく、燃料やジュースも家まで配達してくれて、頼りにしていましたね。
下の絵は上の絵とちがうところが全部で 9 個あります。見つけたら○で囲んでください。

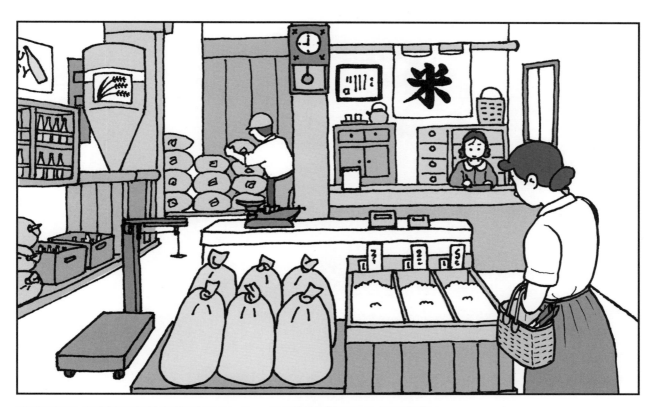

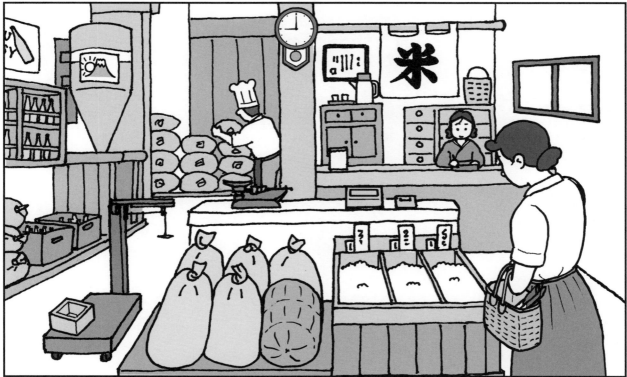

年　　月　　日　　名前

パズル **25** 特別な日はデパートの食堂で

おめかしをして家族で出かけたデパート。買い物のあとは食堂でうれしい昼ごはんです。
下の絵は上の絵とちがうところが全部で 9 個あります。見つけたら○で囲んでください。

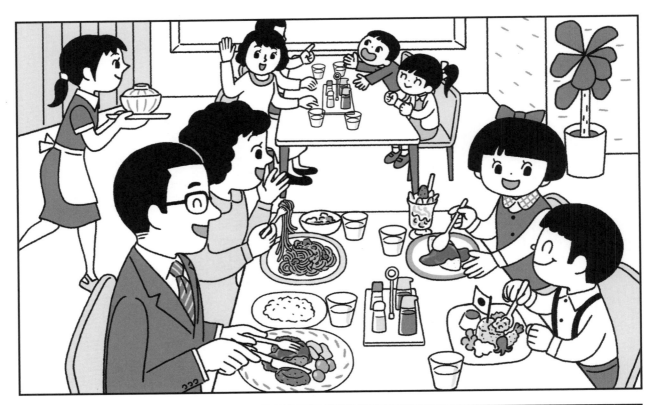

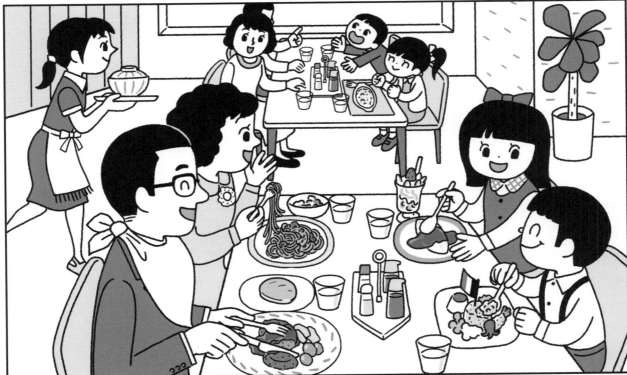

年　　月　　日　　名前

全部見つけたら、5ページの **26** をぬりましょう

解答は 60 ページにあります

子どもたちが通った貸本屋さん

新しい漫画を借りに、子どもたちが集まります。隠れて立ち読みしている子もいますね。
下の絵は上の絵とちがうところが全部で 9 個あります。見つけたら○で囲んでください。

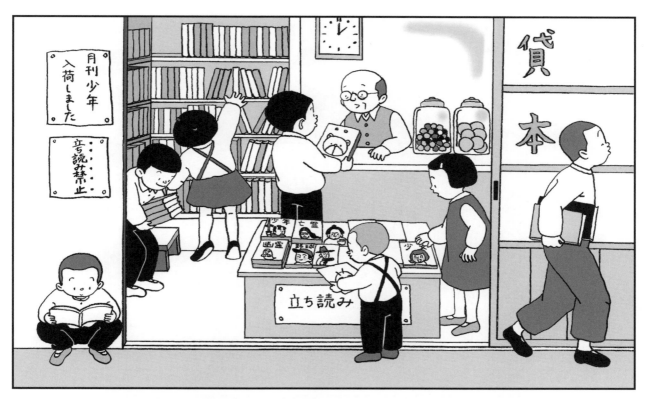

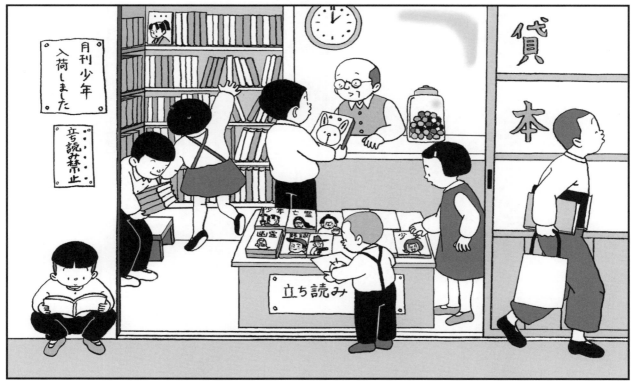

年　　月　　日　　名前

パズル **27** 食卓の強い味方、乾物屋さん

こんぶ　かつおぶし　しいたけ
昆布、鰹節、椎茸など、日本の食卓の原点がここにありました。卵も売っていましたね。
下の絵は上の絵とちがうところが全部で 9 個あります。見つけたら○で囲んでください。

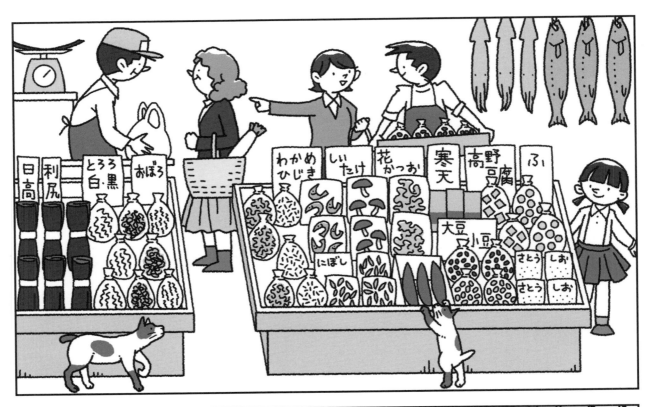

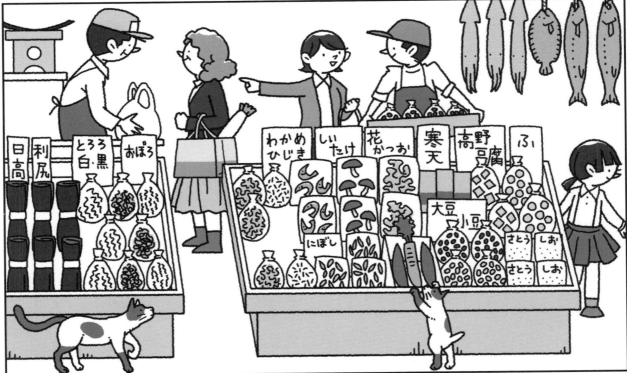

年　　　月　　　日　　名前

28 立ち食い寿司屋さんで腹ごしらえ

解答は 60 ページにあります

寿司屋さんは立って食べるお店が多く、気軽に入ってさっと腹ごしらえするのが粋でしたね。
下の絵は上の絵とちがうところが全部で 9 個あります。見つけたら○で囲んでください。

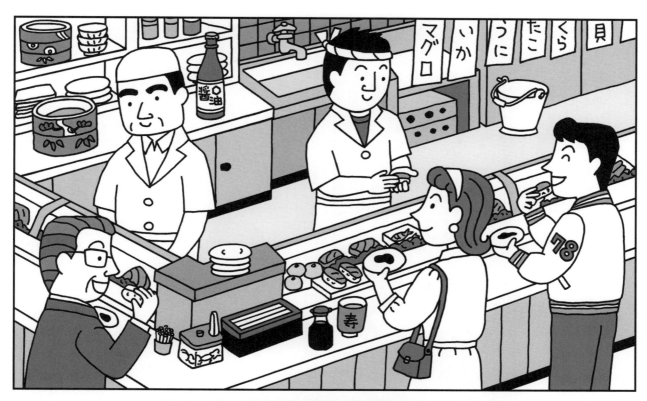

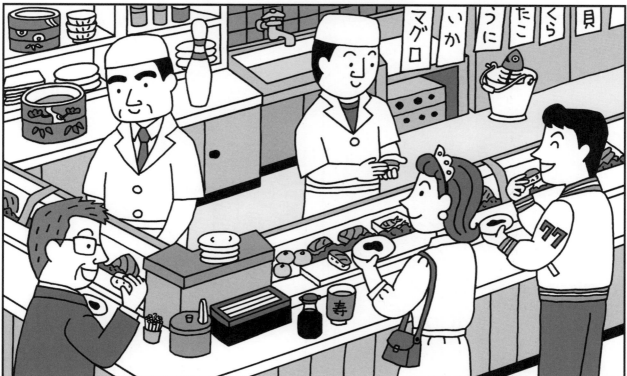

_____年_____月_____日　名前_____

女性が集う化粧品店

化粧品メーカーの美容部員がお店に出張！　お化粧の仕方をていねいに教えてくれました。
右の絵は左の絵とちがうところが全部で 10 個あります。見つけたら○で囲んでください。

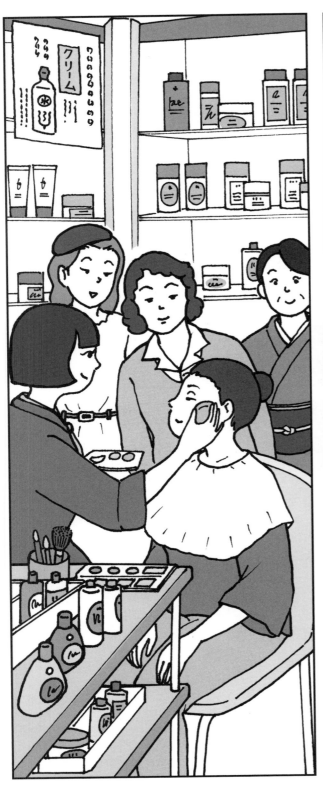
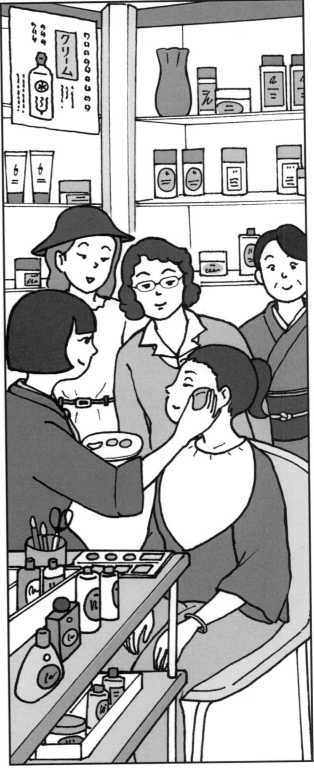

年　　月　　日　　名前

太鼓ばやしがひびく秋祭り

商店街を練り歩くお神輿や太鼓台。山車の上では子どもたちが元気に太鼓をたたきました。
下の絵は上の絵とちがうところが全部で 10 個あります。見つけたら○で囲んでください。

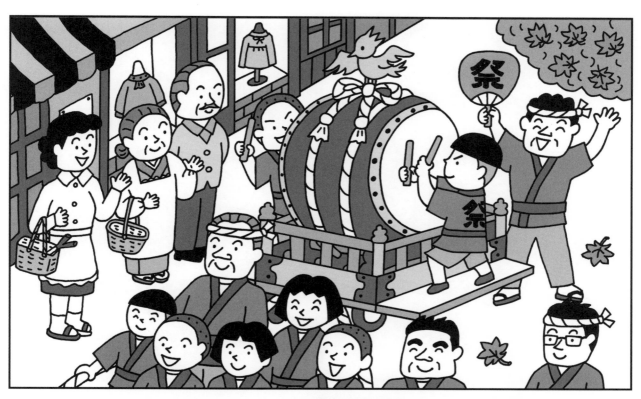

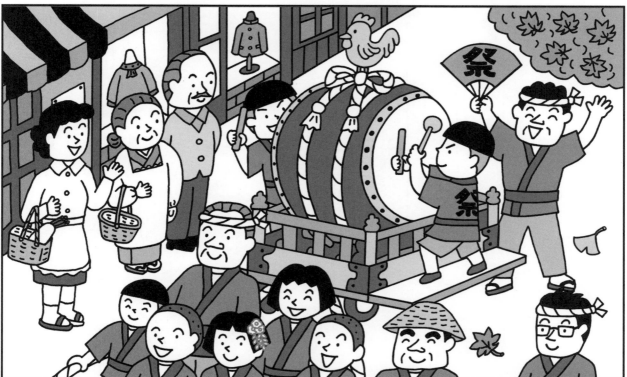

年　　　月　　　日　　　名前

朝がいちばん早い豆腐屋さん

朝早く、鍋を持っておつかいに行くと、できたての豆腐をすくって入れてくれました。
下の絵は上の絵とちがうところが全部で 10 個あります。見つけたら○で囲んでください。

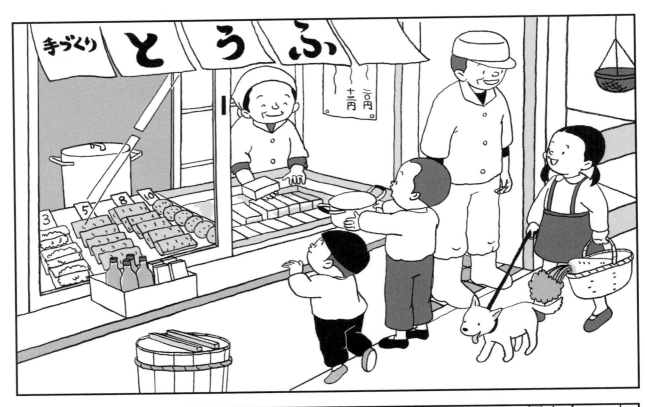

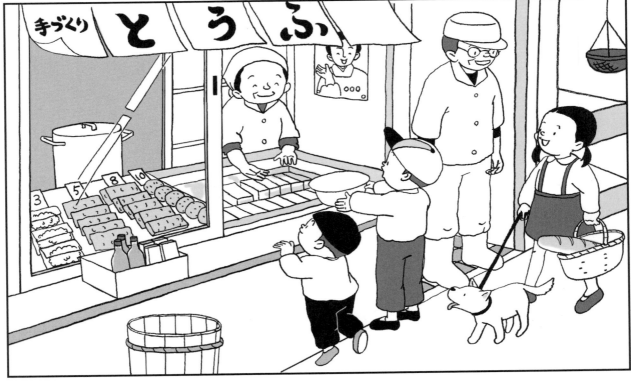

年　　　月　　　日　　　名前

パズル **32** ひと息つくなら団子屋さんで

大福、おはぎ、最中。みたらし団子はタレをたっぷりぬってもらって、その場でパクリ！
下の絵は上の絵とちがうところが全部で 10 個あります。見つけたら○で囲んでください。

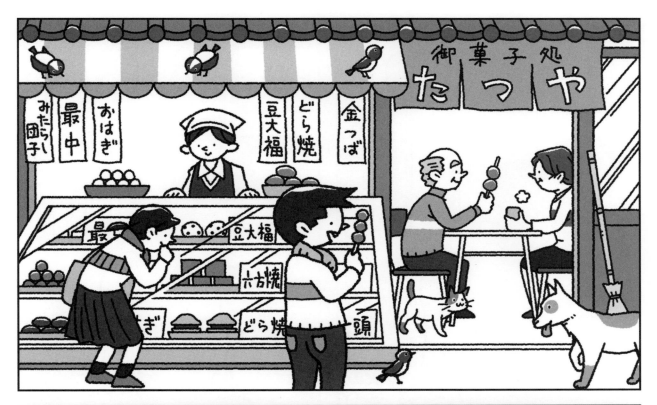

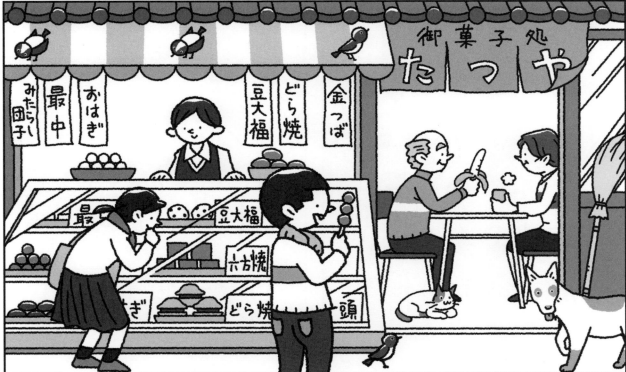

年　　月　　日　　名前

33

全部見つけたら、5ページの **33** をぬりましょう

解答は 61 ページにあります

静かに時を刻む時計屋さん

カチコチカチコチ。秒針の心地よい音に囲まれて、おじさんが時計の修理をしてくれました。
右の絵は左の絵とちがうところが全部で 10 個あります。見つけたら○で囲んでください。

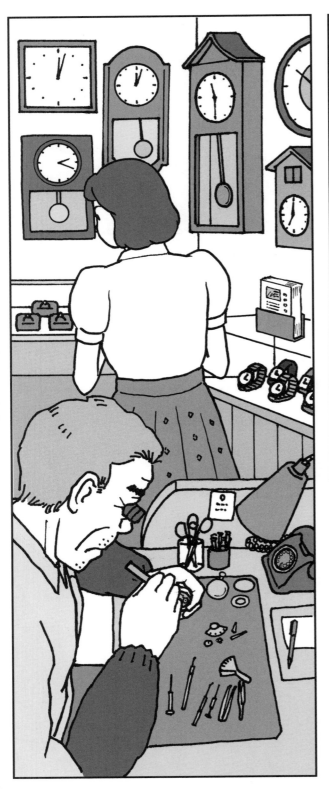
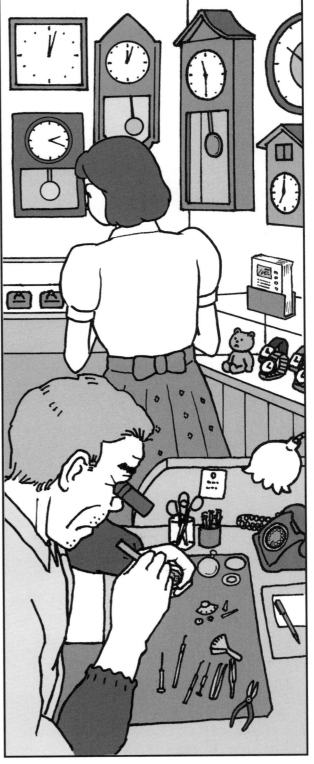

年　　月　　日　　名前

パズル

34 歌と一緒に、ロバのパン屋さん

解答は 61 ページにあります

ロバにひかれたパン屋さんの車が、ふわふわのおいしい蒸しパンを運んできてくれました。
下の絵は上の絵とちがうところが全部で 10 個あります。見つけたら○で囲んでください。

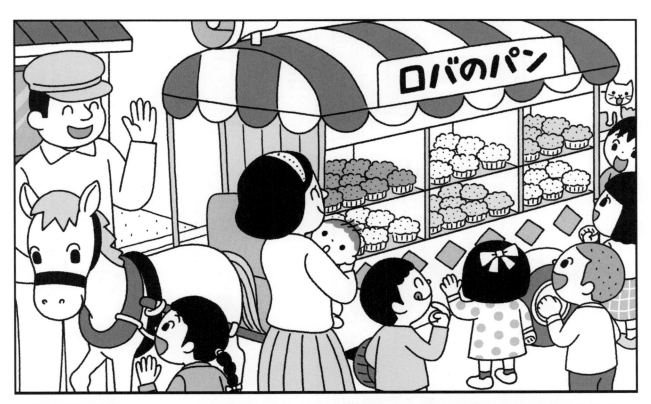

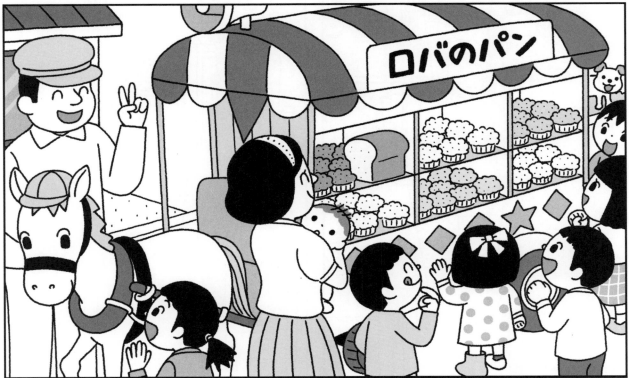

年　　月　　日　　名前

35 お昼の定番、蕎麦屋さん

お店からはいつも出汁のいい香りがふわ〜。せいろを高く積み上げた出前姿も名物でした。
右の絵は左の絵とちがうところが全部で 10 個あります。見つけたら○で囲んでください。

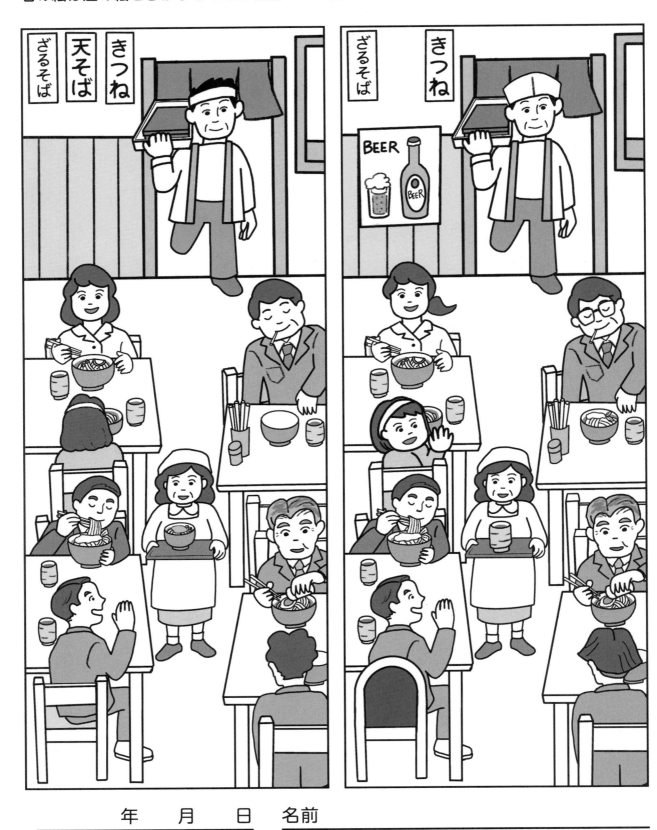

年　　月　　日　　名前

職人の技が光る畳屋さん

い草の香りに包まれて、手際よく作業をする職人さんの姿は、日本を感じる風景です。
下の絵は上の絵とちがうところが全部で 10 個あります。見つけたら○で囲んでください。

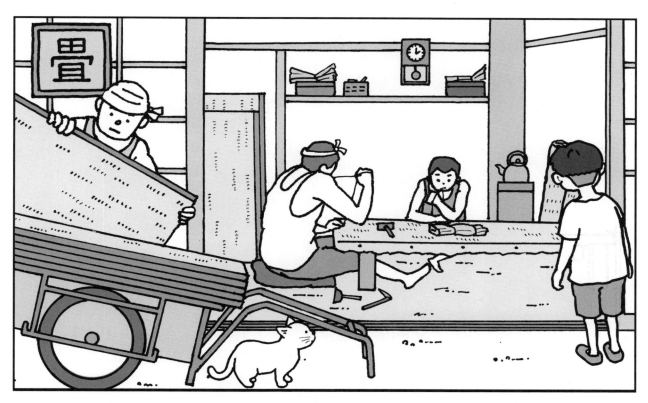

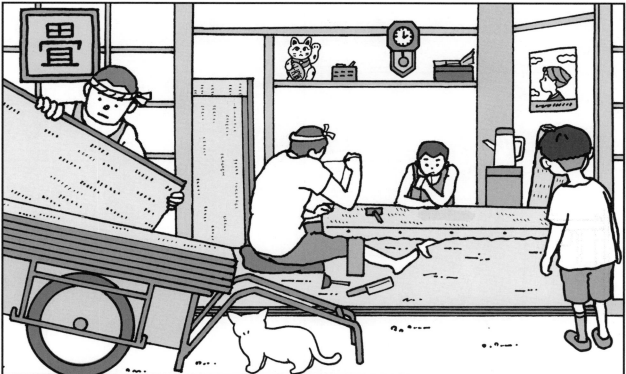

年　　月　　日　　名前

ジングルベルが流れる洋菓子屋さん

クリスマスには、いちごがのったケーキやお菓子が詰まったブーツにわくわくしましたね。
右の絵は左の絵とちがうところが全部で 11 個あります。見つけたら○で囲んでください。

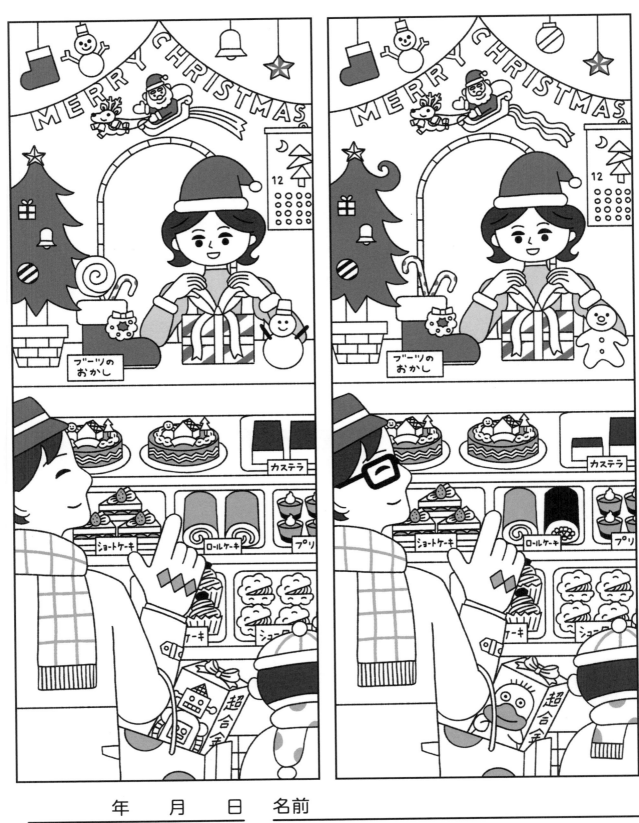

年　　月　　日　　名前

パズル **38** 楽しいデパートの屋上遊園地

観覧車にミニ機関車。デパートに行ったら、屋上遊園地で遊ぶのも楽しみでしたね。
右の絵は左の絵とちがうところが全部で 11 個あります。見つけたら○で囲んでください。

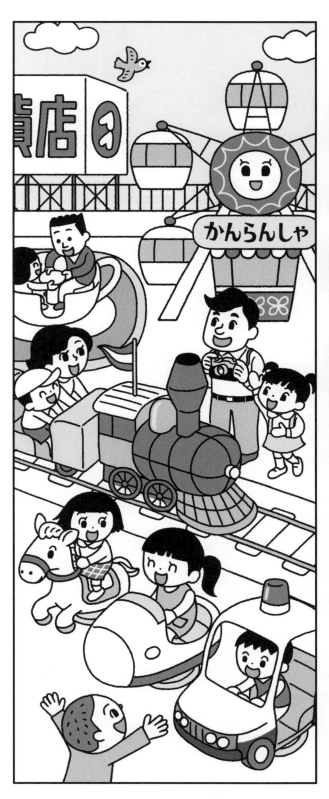
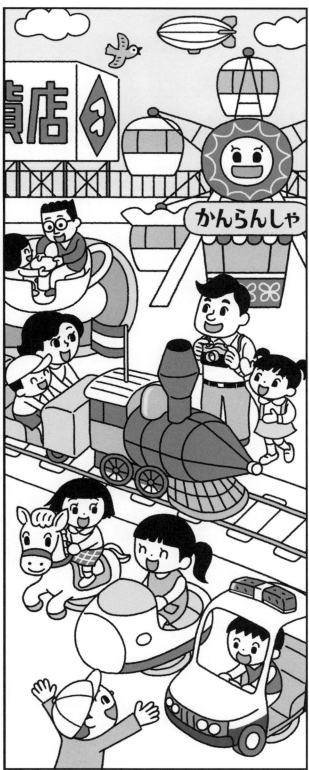

年　　月　　日　　名前

パズル **39** 粋な履物が並ぶ履物屋さん

和装用の草履（ぞうり）も、紳士用の革靴もたくさんありますね。ぴったりの一足を見つけましょう。
下の絵は上の絵とちがうところが全部で 11 個あります。見つけたら○で囲んでください。

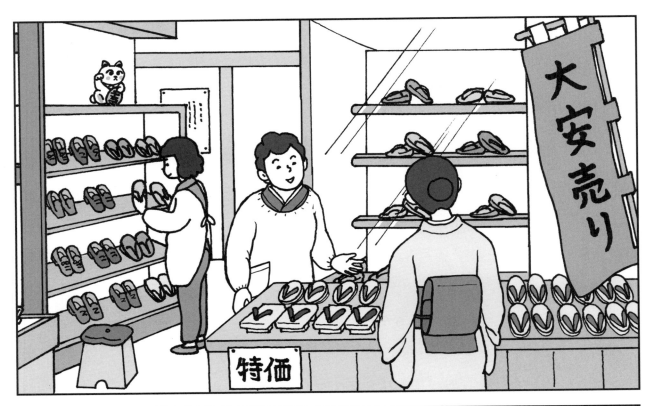

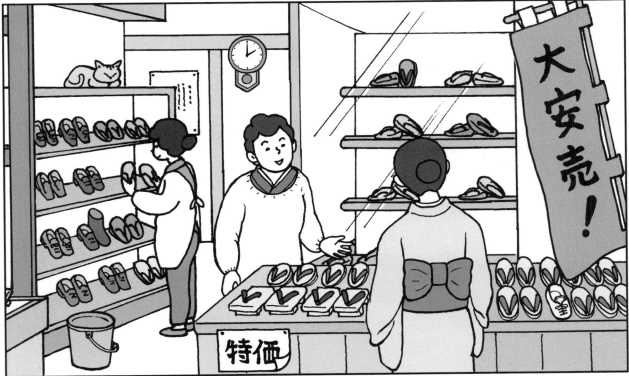

年　　月　　日　　名前

子どもの楽園、駄菓子屋さん

子どものおこづかいで買えるお菓子やおもちゃがいっぱいで、毎日通う子もいました。
下の絵は上の絵とちがうところが全部で 11 個あります。見つけたら○で囲んでください。

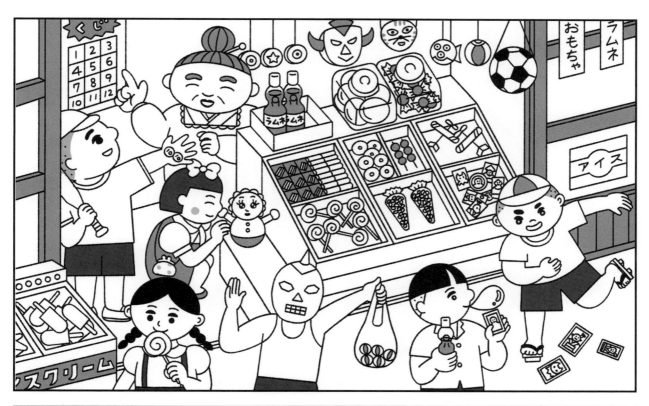

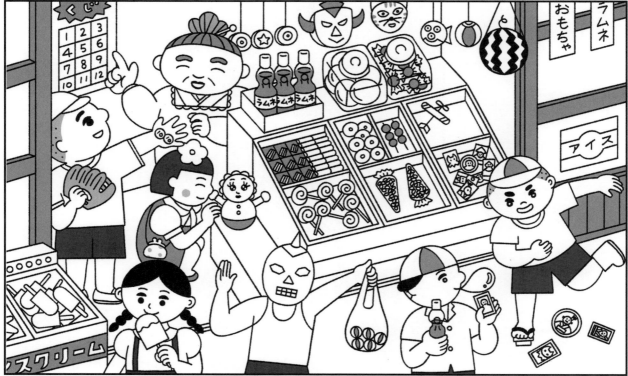

年　　月　　日　　名前

活気あふれる歳末大売り出し

ガラポン抽選器で豪華景品を手にするチャンス。ガラポンを回す手に力が入りましたね。
下の絵は上の絵とちがうところが全部で 11 個あります。見つけたら○で囲んでください。

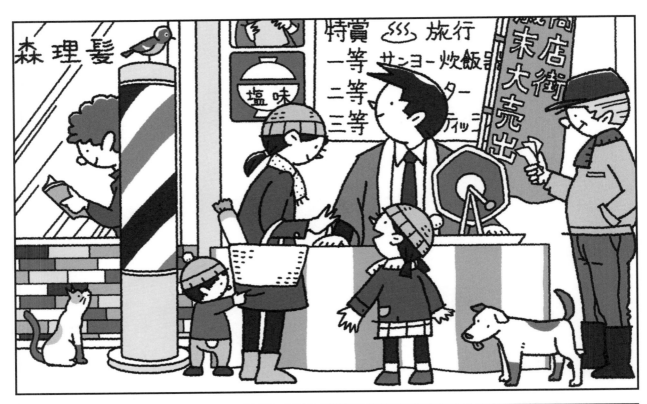

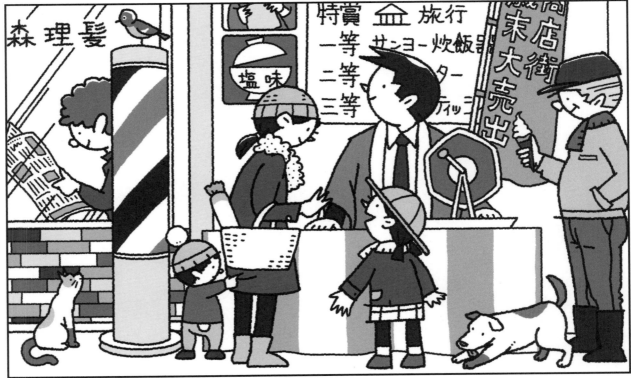

年　　　月　　　日　　名前

熱々、ほかほかの焼き芋屋さん

冬の風物詩「いしやきいも〜」の声につられて、リヤカーを引くおじさんを追いかけました。右の絵は左の絵とちがうところが全部で 11 個あります。見つけたら○で囲んでください。

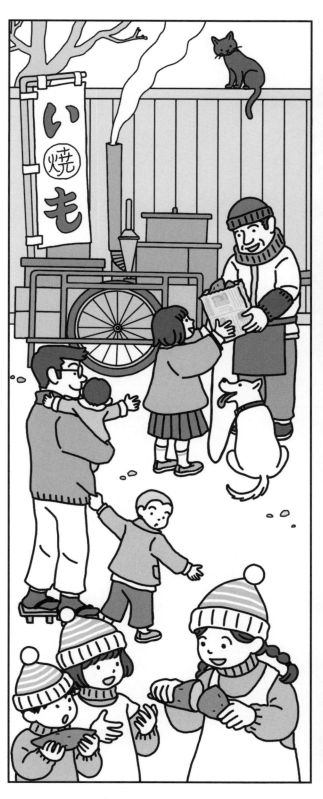
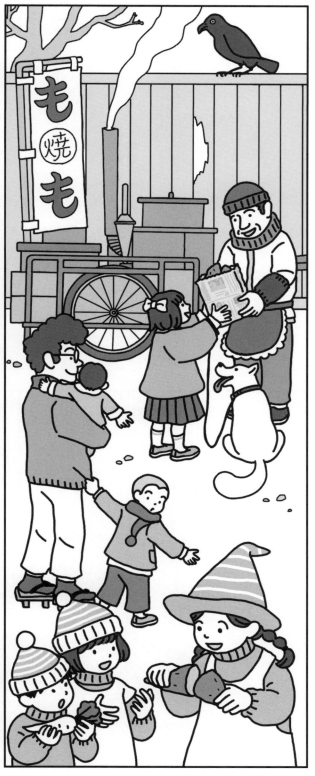

年　　　月　　　日　　　名前

43 見るだけで楽しい文房具屋さん

手回しのえんぴつ削り、カップに入った糊が並び、インクの香りが店内に漂っていました。
下の絵は上の絵とちがうところが全部で 11 個あります。見つけたら◯で囲んでください。

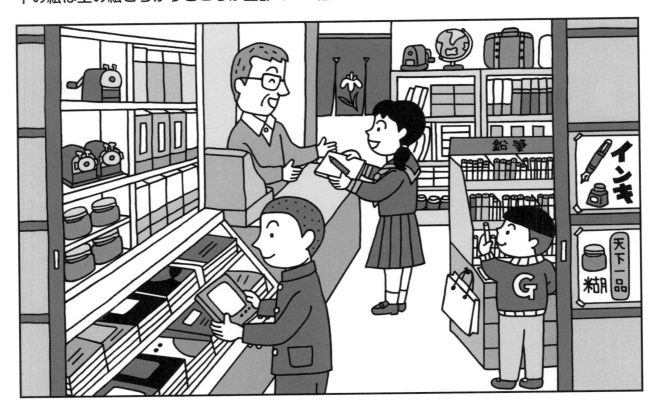

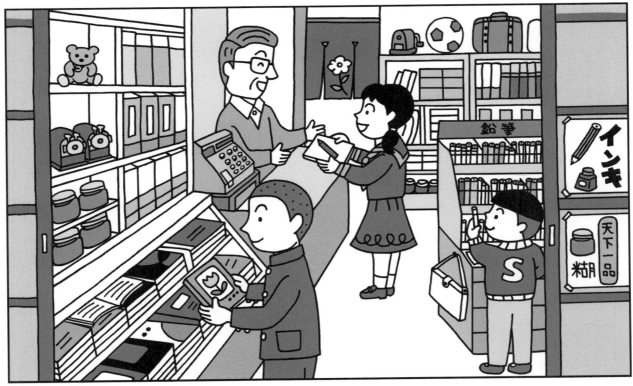

年　　月　　日　　名前

パズル 44 みどりのおばさんがいる通学路

「元気にいってらっしゃい！」。みどりのおばさんが見守る横断歩道は安心して渡れました。
下の絵は上の絵とちがうところが全部で 12 個あります。見つけたら○で囲んでください。

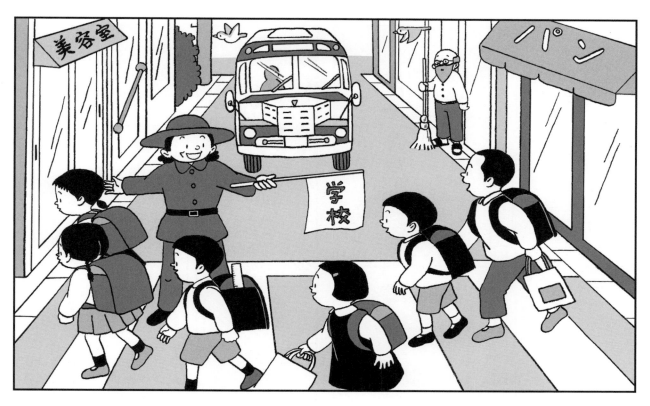

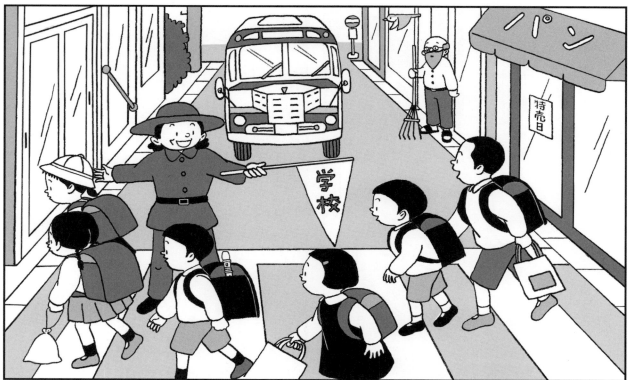

年　　月　　日　　名前

パズル
45 ご近所さんが憩う酒屋さん

樽から升に注ぐ量り売りがあり、お店でちょっと一杯飲むことも。味噌や砂糖も買えました。
右の絵は左の絵とちがうところが全部で 12 個あります。見つけたら◯で囲んでください。

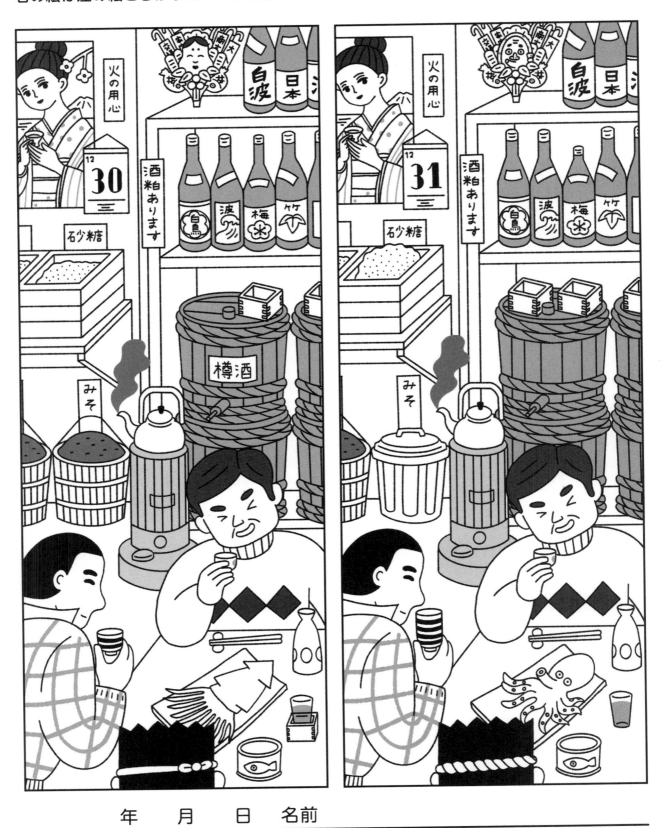

年　　月　　日　　名前

パズル

46 コーヒーの香りに誘われる喫茶店

コーヒーの香りとレコードの音楽。常連さん、カップルがゆっくり過ごす空間でした。
下の絵は上の絵とちがうところが全部で 12 個あります。見つけたら○で囲んでください。

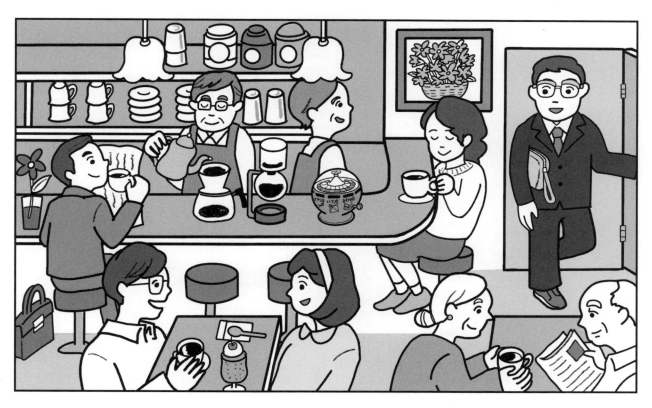

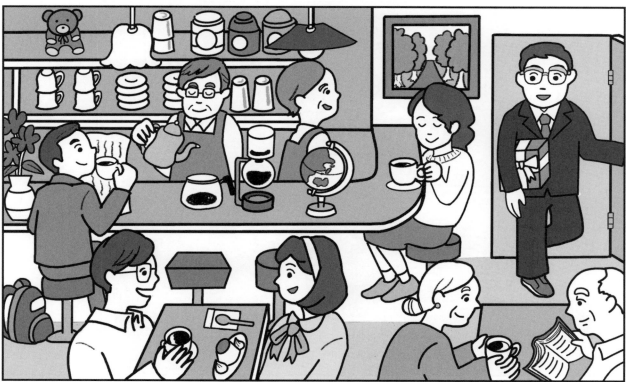

年　　月　　日　　名前

パズル

47 いつでも頼りになる薬屋さん

「風邪薬ならこれが効くよ」「肩こりには湿布ね」。薬剤師さんが頼りになりましたね。
下の絵は上の絵とちがうところが全部で 12 個あります。見つけたら○で囲んでください。

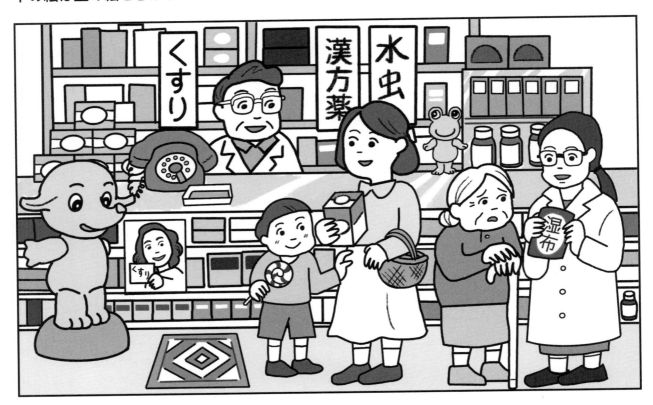

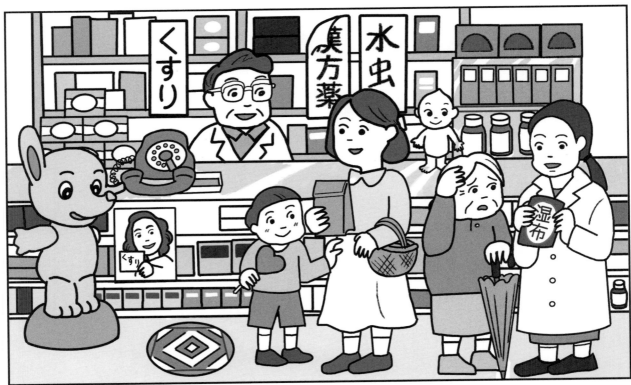

年　　月　　日　　名前

パズル **48** デートコースの定番、映画館

数々のスターを生んだ映画。商店街の映画館では、2 本立てで上映されることもありました。
下の絵は上の絵とちがうところが全部で 12 個あります。見つけたら○で囲んでください。

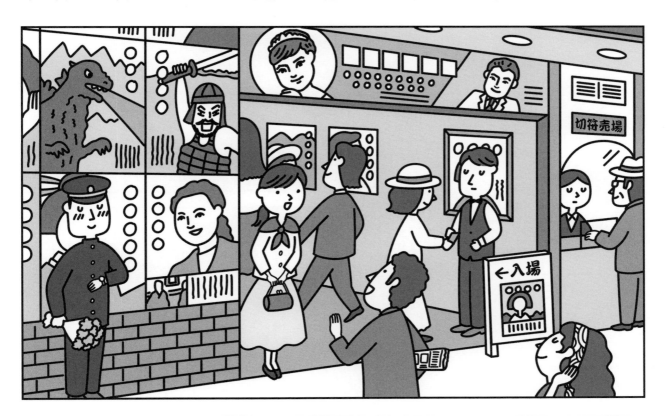

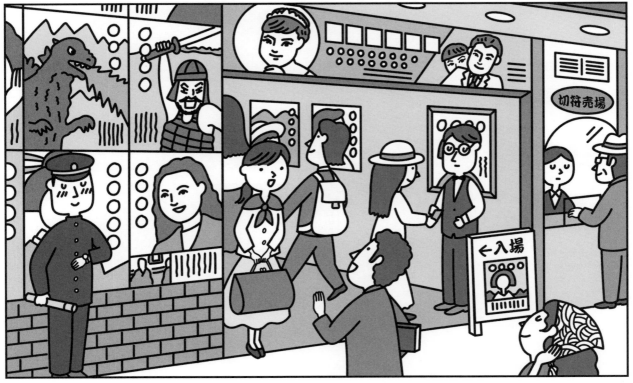

年　　月　　日　　名前

パズル **49** 子どものあこがれのおもちゃ屋さん

テレビの人気者やシンバルを叩くお猿の人形、かっこいい車に子どもの目は輝きました。
下の絵は上の絵とちがうところが全部で 12 個あります。見つけたら○で囲んでください。

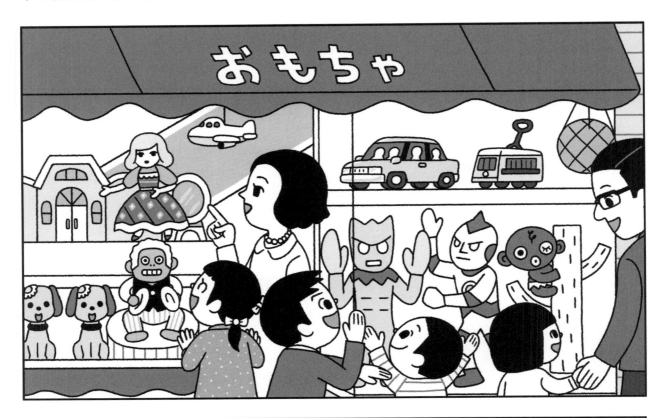

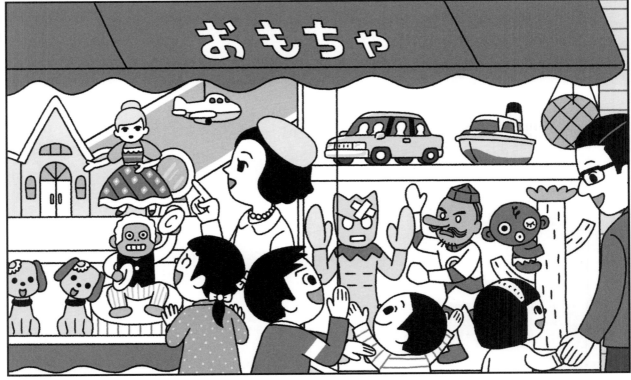

年　　月　　日　　名前

パズル 50 心も温まる屋台のラーメン屋

夜になると町角にやってくる屋台のラーメン屋。チャルメラというラッパが合図でした。
右の絵は左の絵とちがうところが全部で 12 個あります。見つけたら○で囲んでください。

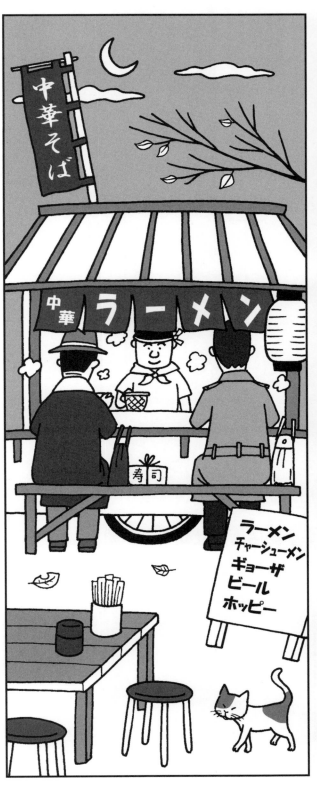
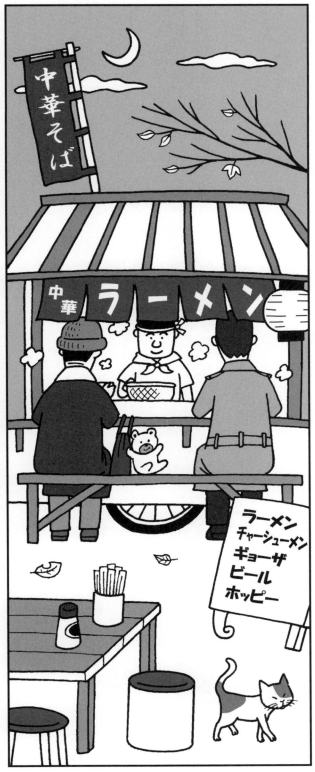

年　　月　　日　　名前

① 旬の野菜が並ぶ八百屋さん

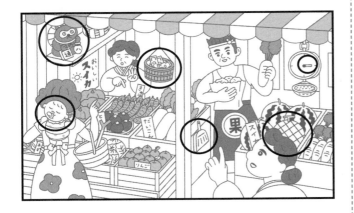

③ 流行発信はレコード屋さんから

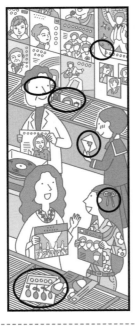

② 甘味処は青春の思い出

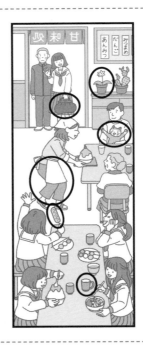

⑤ 鮮度が命の魚屋さん

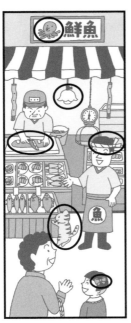

④ 商店街の社交場、床屋さん

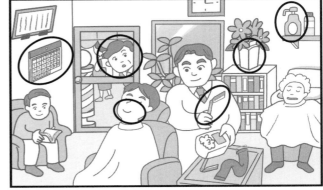

❼ サラリーマンのオアシス、焼き鳥屋さん

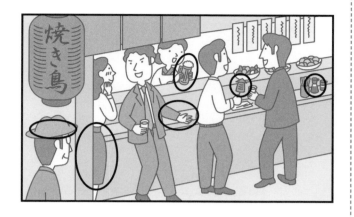

❾ 夏の風物詩、金魚屋さん

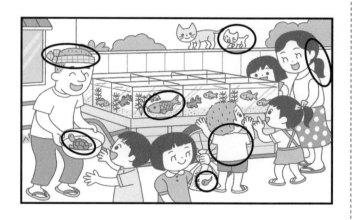

⓫ お惣菜も大人気の肉屋さん

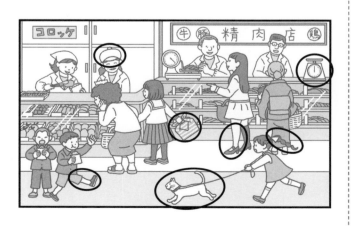

❻ 路地裏は子どもたちの遊び場

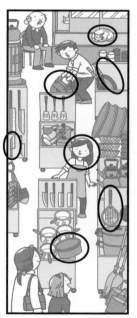

❽ 何でもそろう金物屋さん

❿ 町を見守るたばこ屋さん

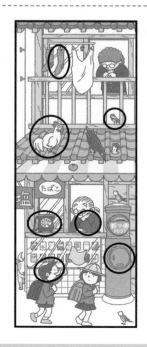

⓭ 記念の一枚を写真館でパチリ

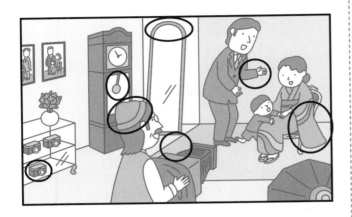

⓬ 夏の一大イベント、七夕祭り

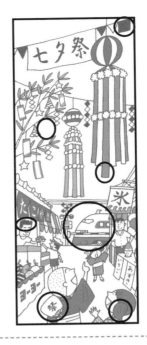

⓯ いつも満員！ 町の食堂

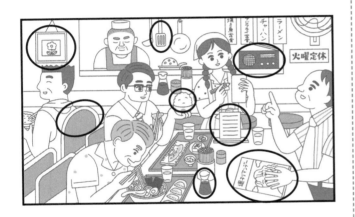

⓮ 町の頼れる自動車修理工場

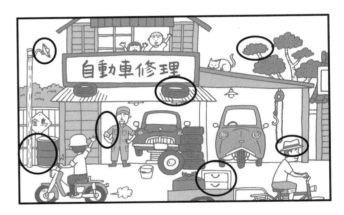

⓱ あこがれがつまった電器屋さん

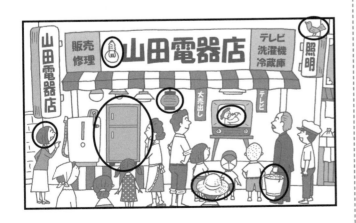

⓰ 一日の疲れを洗い流す銭湯

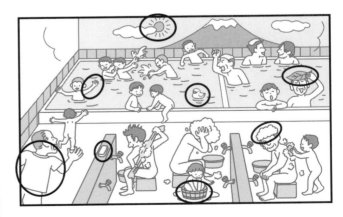

⑲ ボンネットバスが走る町並み

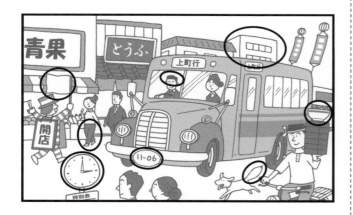

⑱ 夏真っ盛り、涼を届ける氷屋さん

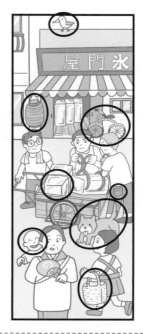

㉑ 赤いポストが目印の郵便局

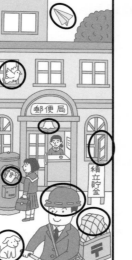

⑳ 手焼きがうれしいせんべい屋さん

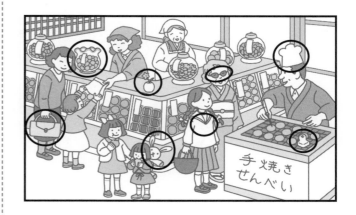

㉓ アイスキャンデーは大人気！

㉒ 心ときめく洋服屋さん

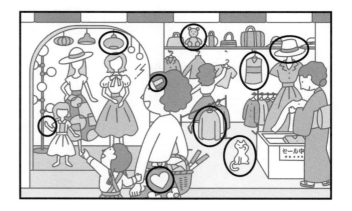

25 特別な日はデパートの食堂で

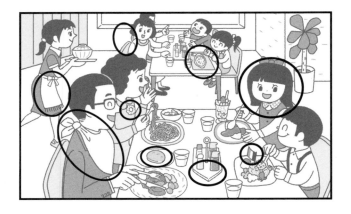

24 生活を支えるお米屋さん

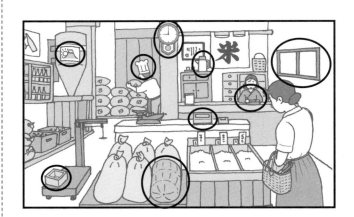

27 食卓の強い味方、乾物屋さん

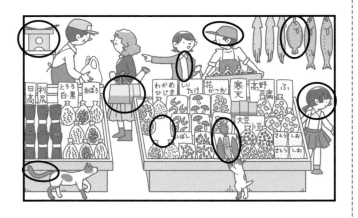

26 子どもたちが通った貸本屋さん

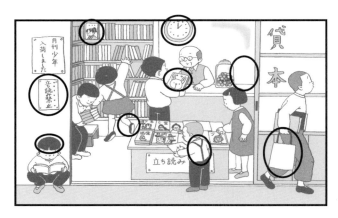

29 女性が集う化粧品店

28 立ち食い寿司屋さんで腹ごしらえ

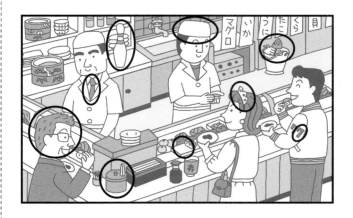

③1 朝がいちばん早い豆腐屋さん

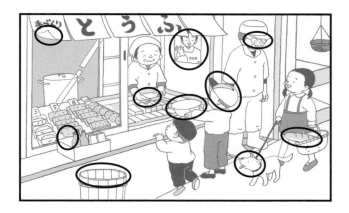

③0 太鼓ばやしがひびく秋祭り

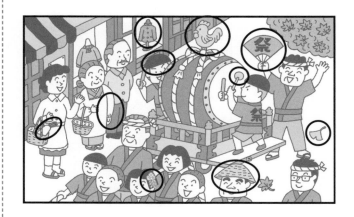

③3 静かに時を刻む時計屋さん

③2 ひと息つくなら団子屋さんで

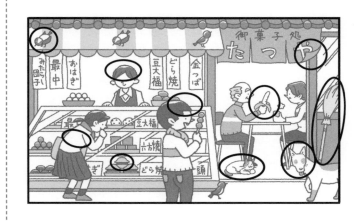

③5 お昼の定番、蕎麦屋さん

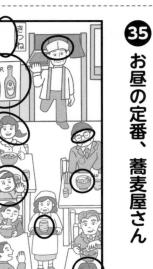

③4 歌と一緒に、ロバのパン屋さん

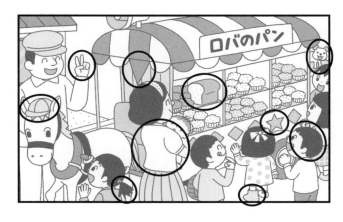

㊱ 職人の技が光る畳屋さん

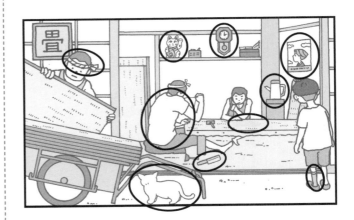

㊲ ジングルベルが流れる洋菓子屋さん

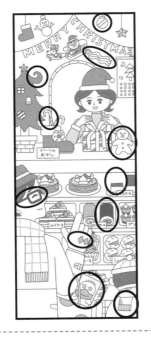

㊳ 楽しいデパートの屋上遊園地

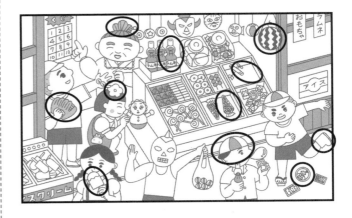

㊴ 粋な履物が並ぶ履物屋さん

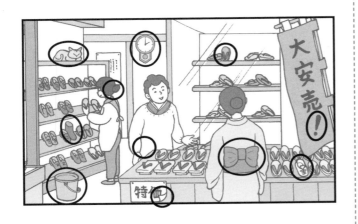

㊵ 子どもの楽園、駄菓子屋さん

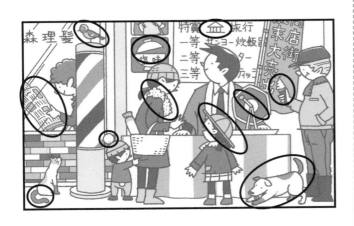

㊶ 活気あふれる歳末大売り出し

43 見るだけで楽しい文房具屋さん

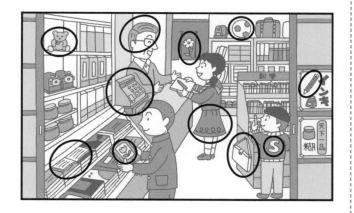

42 熱々、ほかほかの焼き芋屋さん

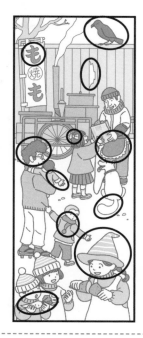

45 ご近所さんが憩う酒屋さん

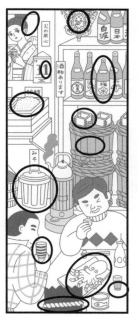

44 みどりのおばさんがいる通学路

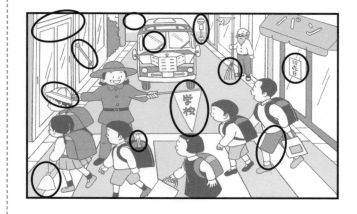

47 いつでも頼りになる薬屋さん

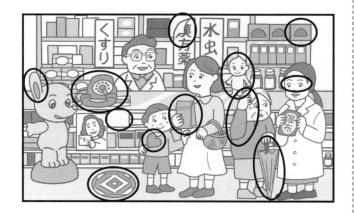

46 コーヒーの香りに誘われる喫茶店

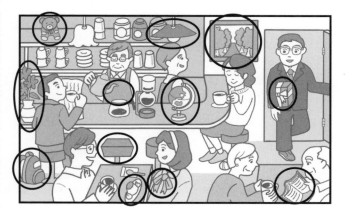

❹❽ デートコースの定番、映画館

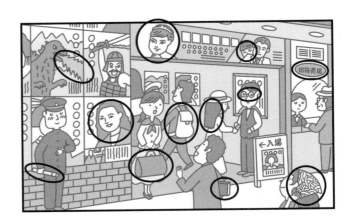

❹❾ 子どものあこがれのおもちゃ屋さん

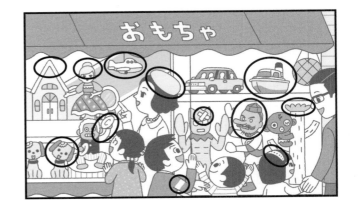

❺⓪ 心も温まる屋台のラーメン屋

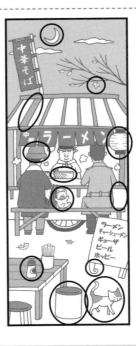

レクリエブックス
脳トレ・介護予防に役立つ
まちがいさがし 昭和の商店街編

発行日　2024年2月10日　初版第1刷発行

発行者　大村 牧
　　発行　株式会社ワンダーウェルネス
発行・発売　株式会社世界文化社
　　　　　〒102-8194
　　　　　東京都千代田区九段北 4-2-29
　　電話　編集部 03-3262-3913
　　　　　販売部 03-3262-5115
印刷・製本　図書印刷株式会社

表紙デザイン　飯山佳子（BAD BEANS）
本文デザイン　あるまじろ書房
パズルイラスト　浅羽ピピ（P14、P30、P39、P43、P54）
　　　　　　　杉原知子（P11、P28、P31、P36、P49）
　　　　　　　スタジオハレ（コボリマコト）
　　　　　　　　　　（P13、P15、P32、P37、P46）
　　　　　　　タナカユリ（P8、P12、P18、P27、P53）
　　　　　　　中村知史（P17、P19、P22、P24、P55）
　　　　　　　ネコポンギポンギ（P6、P20、P42、P45、P50）
　　　　　　　藤原ヒロコ（P7、P16、P21、P25、P47）
　　　　　　　パント大吉（P29、P34、P38、P41、P44）
　　　　　　　森美紗子（P9、P23、P40、P51、P52）
　　　　　　　若泉さな絵（P5、P10、P26、P33、P35、P48）

　　編集　あるまじろ書房
　　校正　株式会社円水社
　　製版　株式会社明昌堂
企画編集　中田裕香

ISBN　978-4-418-24203-0